スピリチュアルケア入門

Spiritual Care

関西学院大学神学部教授
元・淀川キリスト教病院チヤプレン
窪寺俊之
Kubotera Toshiyuki

三輪書店

はじめに

世界保健機構（WHO）は、一九九〇年にがんの緩和医療に関する書物の中でスピリチュアルケアががんの末期患者にとって重要であると表明しています（WHO専門委員会報告書第八〇四号『がんの痛みからの解放とパリアティブ・ケア』金原出版株式会社、一九九三）。死の臨床においてはスピリチュアルケアが重要であるとの理解を世界保健機構が示したことには大きな意義があります。身体的疾患の治療が重要であると同時に、患者のスピリチュアルな面でのケアの重要性を認めた点で画期的声明であるといえます。

この声明は、すべての医療機関に新たな課題を明らかにしたことになります。すなわち、医療機関は、スピリチュアルな面での患者の苦痛の緩和に努力をしなくてはならなくなりました。それには、スピリチュアルケアとは何かをまず真剣に議論しなくてはならないでしょう。またスピリチュアルケアの医療体制をつくる必要もあるでしょう。そして、スピリチュアルケアを本当に日本に根づかせるために「スピリチュアリティ」とは何か、「スピリット」とは何かなど基本的概念を明らかにする課題が研究者に課せられたと言えましょう。同時に「スピリチュアルケア」という英語が日本語の「霊的援助」と翻訳すれば共通の理解が得られるのかどうかという問題も残されています。これらの問題は今後少しずつ解決しなくてはなりません。

この入門書は、重い病を負って悩み苦しんでいる人への「スピリチュアルケア」を志している方を念頭に置いて書いたものです。高齢化時代を迎えようとしている日本にとってスピリチュアルケアはますます大きな課題になっていくに違いありません。本書では現場で問題に直面している方々に少しでも役にたつ実践的書物であることを目指しました。したがってスピリチュアルケアの実践に直接役立たない煩雑な議論は割愛しています。なおかつたくさんの疑問や問題点を残しています。

ここでそのことを承知しながら実践的入門書であることを目的にしたのは、実践の場にいる方々からスピリチュアルケアをどうしたらよいのか、とたくさんのお便りをいただいたからです。この入門書はそのお便りに対する小さな答えのつもりです。学術的であるよりも、具体的スピリチュアルケアの手引き書である方が、実践に役立つと考えました。後日、スピリチュアルケアの理論的概論を著したいと願っています。

スピリチュアルケアは日本でも今や医療、看護、福祉の課題の一つとなってきました。これをきっかけに、今後、このようなテーマについての議論が活発になることが期待されます。この小さな書物がきっかけとなってスピリチュアルケアについての議論が盛んになれば幸いです。また医療の現場で日夜奮闘されている方々の忌憚のないご意見をお聞かせくだされば幸甚です。

二〇〇〇年四月

著　者

目次

第1章
死にゆく人々の示すスピリチュアリティ

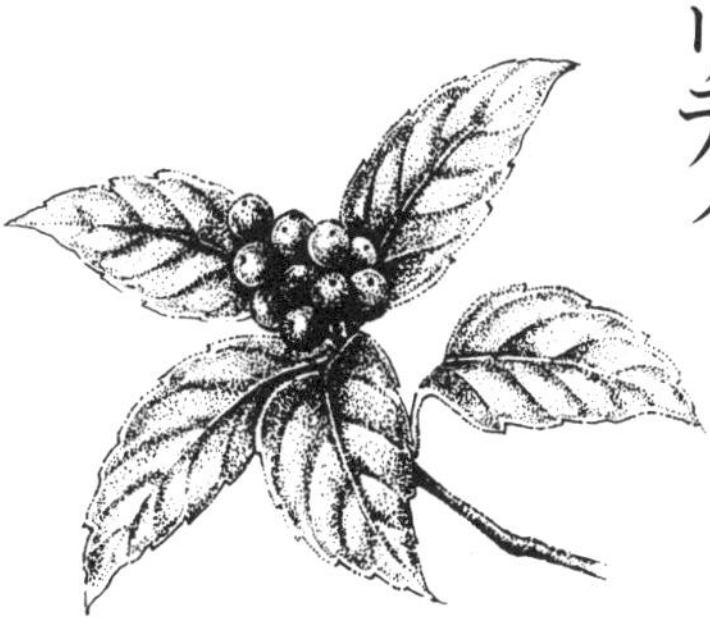

今日までの日本の医療や福祉から考えると、「スピリチュアルケア」と聞いて、その内容が具体的に目に浮かぶことは困難です。医療の現場でスピリチュアルケアがなされていないからです。スピリチュアルケアが話題になったのはごく最近です。

それでは今までの医療や福祉では、スピリチュアルケアが必要ではなかったのでしょうか。否です。実はスピリチュアルケアは医療や福祉の現場では必要であると感じられていました。しかし今日までの医療の中心は治療（キュア）で、疾患を医学的に治すことが最重要目的でした。ところが日本では治療の知識と技術が世界的なレベルに達し、多くの疾患が治るようになりました。そして、高齢化社会を迎えたことや、がんの死亡率が増加したことなどから、死にゆく患者自身のことやその患者のQＯＬ（生活の質）を視野に入れた医療の在り方が問われるようになってきました。そこで患者の心のケアを真剣に考えるようになったのです。

スピリチュアルケアとは一体どのようなケアなのか、具体的に説明をしたいのですが、その前にまずこの聞きなれない言葉の意味を説明いたします。

スピリチュアルケアは、英語で「スピリチュアル（spiritual）」と「ケア（care）」の二つの言葉がつながったものですが、「スピリチュアル」は形容詞で、「精神的な」「霊的な」「脱俗的な」「崇高な」「気高い」「神聖な」「宗教的な」などの意味があり、「ケア」は「気を配る」「心をかける」「関心を払う」「配慮する」「世話する」「心配する」などの意味があります。このことから、スピリチュアルケアは「精神的側面から気を配る」「宗教的関心から配慮する」「人間の霊的側面への配慮」などと翻訳できます。これらのことからいえるのは、スピリチュアルケアという言葉は「宗教的」とは同義ではないとしても、宗教的ニュアンスをもった言葉だということです。

またこの言葉は、人間がそもそもスピリチュアルな存在であること、すなわち「精神的な」「霊的な」「脱俗的な」「崇高な」「気高い」「神聖な」「宗教的な」ことに関心をもつ存在であることを意味しており、殊に死に直面した人間は、そのような事柄に関心を示し、苦難の中で生きるための根拠をそこに見つけようとするということが想像できると思います。

さてここで、本来的に人間に備わっているそのスピリチュアルな側面あるいは部分（スピリチュアリティ）を、ひとまず次のように定義しておきたいと思います。

「スピリチュアリティとは人生の危機に直面して生きる拠り所が揺れ動き、あるいは見失われてしまったとき、その危機状況で生きる力や、希望を見つけ出そうとして、自分の外の大きなものに新たな拠り所を求める機能のことであり、また、危機の中で失われた生きる意味や目的を自己の内面に新たに見つけ出そうとする機能のことである」

少し説明が必要です。人が思いがけない人生の危機（突然の病、死、愛するものとの離別など）に直面すると、それまでの人生の基盤が崩れたり、頼るものを失ったりします。希望や目的が消えてしまうこともあり、激しい心の動揺（不安、恐怖、苛立ち、悲嘆など）を経験します。その状態から立ち直るために、人は自分の外にある絶対的存在や、人間的限界や有限性を持たない世界に、新たな「生きる力」や「希望」を求めたりします。また、自分にとって最も重要なものは何かという視点から、隠れていた真の自己と出会うことで危機を乗り越えて生きるための新たな「人生の意味」や「目的」をつかもうとします。このような心的機能がスピリチュアリティで、これは生得的なものですが、危機に瀕した時に覚醒し、力を発揮します。

もう少し具体的に説明します。病を負い死に直面した人の多くは、死後の生命の問題や過去の過ちや失敗の後悔、罪責感をもっています。このような経験は、健康な時には多くはありません。生命が危機に直面して、スピリチュアリティが覚醒されたためです。

現代社会では、人の価値が能力、社会的地位、学歴、物質的貧富などで評価されることが多いので、いったん生産能力や地位を失うと、深い自信喪失、自己嫌悪、自己無力感などに陥ってしまいます。多くの患者は「死んだら自分はどこに行くのか」と死後の世界を問います。また「あんなことしなければよかった」と改悛の念を持ちます。また「何故、自分がこんな病気で苦しまなくてはならないのか」、「自分がなぜ?」「どうして自分が…」と悩み苦しみます。また、「神や仏がいるなら、なぜ自分が…」「神も仏もいない」と絶望的になる者もいます。そして、このような問題が解決されないかぎり、死にきれないのです。未解決の問題があまりにも多くあるために、もうどうなってもよいと自暴自棄になる人さえいます。

このように死を目の前にした患者は、一度は絶望の淵に立たされ悩み苦しみます。これがスピリチュアルペインです。スピリチュアルペインをもっている患者を、それらから解き放つための援助、これこそがスピリチュアルケアです。肉体的な苦痛を取り除くのと並行して、このことはとても大事なことです。むしろ治癒する見込みもなくなってしまった患者にとっては、肉体的な苦痛を取り除くのとまったく同じぐらい重要で、意味のあることなのです。

私は臨床で死を迎える患者をみてきました。私の出会ったこれらの患者は、それまでの人生が各自異なるように、スピリチュアルペインもそれぞれ異なるものでした。その人たちの姿を紹介しながら、人間が本来もっているスピリチュアリティについて理解していただき、その上で、スピリチュアルニーズをもった患者にどのようなケアが必要なのか、また可能なのかについてお話していきたいと思います。

●ケース 1　生命を支えるものは合理的なものばかりではない

次のケースを見てみましょう。

「この写真は私の宝物です」と言って、一枚の写真をいつも大切に肌身離さず側に置いて眺めている人がいました。ベッドのわきのテーブルはきちっと片付けられていましたが、小さな額に入ったこの写真だけが置かれていました。よっぽど大切な写真であることが想像できました。赤茶けた古い写真には、かつての会社の同僚たち五人と一緒に作業服のMさんが写っていました。

「この写真について話してくれませんか」とたずねると、はずんだ声が返ってきました。「会社が倒産しそうになったとき、寝ずに研究開発した仲間たちとの写真で、開発が成功したときに撮ったものです。」Mさんにしかわからない苦労と喜びが、この一枚の写真に込められていました。

当時会社はMさんが関わっていた研究開発に社運をかけていました。すでに莫大な資金を投入していましたから、立つか倒れるかの瀬戸際に立たされて、研究チームは会社に泊り込んで開発に励んでいました。数カ月の間、家にも帰らず寝起きを共にしたので、研究チームは家族以上の親密な関係ができあがっていきました。この研究は成功し、そのおかげで会社はどん底から立ち上ることができました。そしてその時開発されたものはその後会社の主要製品となりました。

Mさんはこの写真をながめていると、苦難から立ち直ったときの生命力が甦ってくると言います。魔法の箱から力がモクモクと立ち昇っていくようだと言います。人からすれば意味のない写真が、Mさんの生きる源泉であり、生きがいであったのです。

このように人には、自分の存在を支えてくれるものを普段以上に必要とする時があります。自分の存在を支えているものはこのような生命力であって、必ずしも合理的なものばかりではありません。それはまた、生きる力を与えたり、また死というものを受け入れる柔軟性を与えてくれたりします。

このことをカンファランスで話したあと、看護婦たちはその写真を話題にしてMさんと話をしました。その話をする時のMさんの顔には、何とも言えない誇りと喜びが蘇り、病気の苦しみを忘れさせるものがありました。

入院当初は病気からくる肉体的苦痛に心を奪われていましたが、この一枚の写真を手がかりにして、Mさんは自分の人生の価値と誇りを見つけ出し、再体験できたのです。このように自分の「人生の価値」や「誇り」を発見する援助を通して、Mさんは自分の死を受け入れることができるようになったのです。そして残された時間を精一杯生きる力を得ました。

このケースから明らかなように、自分の人生の価値や生きがいをどう受け止めるかは、個人個人で異なります。人生の価値や、誇りをもつ対象もその程度も微妙に異なります。ですから誰でも共通する客観的・合理的なものはありません。他人にとっては無価値に見えるものに、個人的体験や意味が込められています。

スピリチュアリティは自己の存在の意味や目的、価値を客観的なところに求めるのではありません。それらはむしろきわめて個人的なところを問題としています。言うなれば、実存的問題です。重要なのは、患者自身が納得して選びとった人生の意味や価値だけが生きるための力になることです。非合理的で、まったく主観的ですが、当人にとっては、それが絶対的で、究極的な意味をもちます。

●ケース 2

自己を超越したものに関心をもつとき

人間の能力、存在は有限です。人間は死を免れることはできません。また欲望の束縛から自由になれません。そしてひとりぼっちでは生きられません。その意味で、人間は、死、欲望、孤独に縛られて生きているといえますが、同時に人間は、これらの束縛を乗り越えたいと願い、自己を超えたものに関心をもちます。

「是非、もう一度、故郷に行ってみたい」と強く望んで、車で三時間の道のりに耐え、久し振りに踏んだ故郷の土はAさんにとって格別でした。太陽の光も、風の音も、小川の流れも昔のままでした。車椅子に腰掛けたまま、しばらく黙って自然に浸っていました。一言も言わずにただ自然に自分をまかせていました。それから帰途につきました。自宅に戻ったときには肉体の限界に達していました。長い間離れていた故郷を訪れたあと、Aさんは納得したかのように自分の人生を受容して、生涯を終えていきました。

Aさんが生命の危険をおかしてまで故郷に行く必要があったかと疑問視する見方もあるでしょ

う。しかし、このことはAさんにとっては生きている間に是非かなえておきたい事柄だったのです。何故、故郷でなければならなかったのか、誰にもわかりません。ただ、Aさんは、故郷にもう一度行かなくては死にきれなかったのです。

重い病におかされながらも故郷にもう一度帰りたいと願ったAさんは、故郷の自然に「変わらないもの」「時を貫いて生き続けるもの」を見出して安心したのかもしれません。幼い時に自分を育ててくれた自然がそこにあるという事実は、変化のはげしい現代に生きる者には、一種の救いを与えてくれます。Aさんは故郷の自然にふれることで、自分を包み囲んでくれる自己を超越したものを感じたのかもしれません。その自然という「母なる大地に回帰できる」という安心感をAさんはつかめたのかもしれません。母なる大地が自分の実感となった時、「もう死んでもいい」と思ったのかもしれません。その確信を得るために、生命の危険をおかしてまで故郷を訪れたのかもしれません。Aさんにとっては今直面している死を受け入れるために、故郷を訪れることが最も重要な事がらであったといえます。

このように他人にとっては無駄、無意味であっても、本人にとってかけがえのないものがあります。それがないと生きられないものであり、それをしておかなくては死に切れないものです。このケースと同じように、死にゆく人の中には、自然に代わる物として、神仏に心の安らぎや救済を求める人が多くいます。「神様助けてください」、「死んだら天国に行けますか」と言いますが、明確な宗教が決まっているわけではありません。人間の能力や資質を越えた権威、能力、知識、愛を持つ超越者に助けを求めるのは、患者が自分の限界を感じたときです。人間には究極的に安らぎ、愛、希望が必要だからです。

このように、すべての人の心の中には自分を越えたものから揺らぐことのない平安、裏切られることのない愛、消えることのない希望などを求めたい願望があります。自分や他の人に失望したり、人間の限界に気付くと、超越的存在（神仏）や自然の偉大さに、自分の生死をまるごと受け入れられたいと切に期待し始めるのです。それがスピリチュアリティです。

●ケース3　究極的なものを求めるとき

人間は自分の行動の意味を求めています。意味づけがないと行動できません。勉強するのも、仕事をするのも、苦しみに耐えるのも、そこに意味を見つけることができるからできるのです。

「意味」が人間を行動に駆り立てる動機づけになっています。

特に肉体的苦痛や心の痛む状況に置かれたり(重病、死)、不安に耐えて生きなければならない時には、「生きる意味」が必要になります。同様に「生きる目的」や「価値」が必要になります。ところがこのような人生の意味、目的、価値などは、本人自身が決めるものです。書物を読み、年輩者にたずね、尊敬する人と相談して、これが人生の意味だと聞かされても、それが危機の中で自分を支えることは少ないのです。その人の置かれた時、場所、状況によって生を支えるものは変化します。ですから、健康な時と病の時とでは同じではないのです。決まった解答はありませんので、自分が納得できるまでいつまでも求め続けられていくものです。

「自分はどこから来たのか」「自分の生きている意味は何か」「自分の人生の目的は何か」「自分の存在とは何か」「本当の自分とは何か」「これからどう生きるべきなのか」などと問い続けます。いったん納得していても、次の困難がやってくると、また、考え込みます。そして、自分の存在や苦悩の意味を探ります。求め続ける対象は自分の「内なる事実」です。

このように行き着くところのない「内なる自己」への関心を、私は「究極的なものへの関心」とよびます。人間がもっているこのような関心は、人間がスピリチュアルな存在であることを示しています。

Sさんに自分が病気であることがわかったのは、会社の定期検診で肝臓に小さな点が映っていたのが始まりでした。医師から精密検査を受けるようにと告げられたとき、誤診ではないかと軽く考えたほどです。健康には自信があり、会社でも事業部長という責任ある部署で積極的に事業展開を進めていました。消極的なことが嫌いで前に進むことだけを考えて生きてきた人です。

私が会ったときは、すでにいくつもの病院を回ってホスピスに入院してきた時です。名目上の役職にありましたが、ポジションはメインから外され、Sさんは格下げされた悲哀を味わっていました。

面接では会社での自分の業績を繰り返し話されました。そして、話した後、ぼんやりと虚ろな目をして遠くを見るような顔をして考え込みました。役職を外された自分に苦しんでいるようでした。「Sさん、何を考えているんですか」と尋ねました。すると、「自分の人生は何んだったのかと考えます。仕事がなくなり、役職を失い、人からも忘れ去られてしまった自分が、わからないんです」、「私は仕事一筋に生きて来て、ずいぶん家族にも悲しい思いをさせて来ました。妻にも、子供にも……。ただただ仕事に打ち込んで来たんです」と言います。

Sさんにとって今までは仕事がすべてでした。それが究極的価値をもっていました。家族も、老後も、健康も、そのすべてを仕事の犠牲にしてきましたが、それでも納得できたのです。しかし、仕事が続けられなくなると、生きるより所がない自分に気付き始めたのです。

夫婦関係も、親子関係も十分できていません。もちろん老後の人生設計もありませんし、趣味もなく、地域との交わりもありません。生きがいといっても、会社で利益追求のみに励んできたので、ボランティア活動や市民センターの活動に参加することもできないのです。そして、今はベッドに寝るだけの人生になってしまいました。

Sさんが死に直面した自分を受け入れることは非常に困難なことでした。時間をかけて話しを聞くうちに、最後に「自分はどうすればいいんですか」と自分の力の限界を告白されました。これが新しい方向に目が向く切っかけになりました。それから、自分自身の生き方、価値観、人生の目的を再検討して、新しいものを見つけ出す作業を開始したのです。死に直面して残された時間は限られていました。能力も徐々に落ちています。人からの期待もなくなりつつあります。そのときSさんが気付いたのは、自分自身の「生命の質」や「人との関わり」、そして自分の「人生の目的」などの大切さについてでした。病気が重くなっていきました。けれども、心は柔らかくなり、一日一日を自分が納得いく生き方を始めました。

ここまで来ると、Sさんは、その日その日の生きる意味、目的、価値を自分なりに設定して、何時、死んでもよいと思えるようになったのです。究極的なものとは、その時、その状況で、自分が最善と思われるもの、自分が心から納得できるもののことです。生きる意味、目的、価値と最も深く関わるものです。

●ケース4

死後のいのちに関心を持つとき

人は健康な時には、死のことなど忘れています。しかし、重い病や不治の病にかかり、死が迫っていることを身体が感じ始めると、にわかに死後の生命に関心が向いてきます。肉体的生命の延長線上に死後の生命があるとは考えられませんので、霊体としての生命などが考えだされます。

患者が頭に描く死後はしばしば次のようなものが多いようです。

死んだら灰になる、それで全てが終わる。死後のいのちなどない。
死んだ後、愛する者に再会できる。
死んだら肉体は灰になり、霊は宇宙と合体する。
死んだら、花園のような所でいつまでも生きられる。
死後の世界こそ、真実の世界です。
死んでも、自分の書いた書物や描いた絵画、創造した音楽は残っていく。

死後の生命への関心は、人間が肉体的に死んでも、精神的には生きていたいという人間の心の願望の現われです。このような願望は実現不可能なものです。有限の存在である人間はそれには満足できないのです。そこで人間は自分を超えたものを求めたり、自分の能力を超えるものに期待するのです。

死後の生命などないと断言する人もいます。人は死ぬと物質に戻り、焼かれて灰になり、土に帰ると言います。科学的説明をして自分で納得しています。しかし、多くの人は肉体は消滅しても、魂は残るのではないかと、おぼろげに考えています。ある人は死後の世界を信じていて、霊体となって、先に死んだ人たちと再会すると確信しています。

私が出会った患者ですが、苦労の多かった人生を送って来られ、二人の娘さんも結婚して、四人の孫がいました。特定の宗教はありませんでしたが、死後の生命を信じていました。面接の時、「死は怖いですか」と尋ねると、「少しも怖くありません。先に逝った両親に会えるから…」と言いました。「小さな時に祖母と母をほとんど同時に失い、中学校時代に兄を失い、就職して父がなくなり、もう皆な『向こう』に逝ってしまいました。向こうに行ったら、みんなに再会できるので楽しみにしています」と続けました。

死後の生命を信じられない人でも、信じられる人は幸いだといいますし、自分も信じられたら気持ちが軽くなるとも言います。また、死後の世界などない方がいいと言う人も時々います。煩わしい人間関係を続けるのはまっぴらだと言います。人それぞれがそれまで生きてきた人生によって死後への関心は異なります。

不思議なことに、どの人も理性では死後の世界（天国、極楽浄土、地獄など）を否定しても、心の隅では自分の将来が苦難や災難がないようにと望んでいます。灰になってすべてが終わると言っている人も、心情的には死後安らかでありたいと願っています。ある人は灰になって無になることを願っています。これは、全ての関係が切れ、すべてのわずらわしさから解放されることを望んでいるのです。すなわち、死を迎えて肉体的存在が終わると同時に、静寂のみが訪れ、すべての煩わしさから解放されて、平安や安らぎを得たいのです。

このように死後の状態が天国であるというのも、あるいは無の世界であるというのも、結局、安らぎの世界を求める人間の心の願望を表現しているのです。このような死後の生命への関心がスピリチュアリティで、その関心を支えることがスピリチュアルケアの務めなのです。

●ケース 5　赦しを必要とするとき

私の臨床経験からすると、多くの人が死に直面して、人生で犯した過ち、失敗、嘘、不誠実、無慈悲を思い出し、あんなことはしなければよかったと後悔し、悔いては苦しむものです。また人を傷つけたこと、人と言い争ったこと、人をごまかしたことなどで自分を責め、自責の念に襲われます。後悔と呵責の多い自分をかかえて落ち込み、先に進めないことがあります。あるがままの自分を受け入れることはなかなか困難です。人が自分の失敗や過ちに気付き、呵責の念に襲われたとき必要なのは赦しのことばです。「赦されている」と言ってもらいたいのです。そうすることではじめて、現状の自分を受容（自己受容、いとおしむ、愛する）できるようになります。

「ぜひ、ホスピスにつれていってほしい」と家族を説得してホスピスに入院された婦人がいました。性格的に非常に真面目できちんとしなくては気のすまない婦人で、多少神経質で意固地なところがある人でした。がんの末期でやせ衰え痛みもひどく、よく転院できたと思えるほどでした。

入院した次の日には安心したかのようでしたが、それとともに体力も気力も衰えていきました。入院した患者を訪問したチャプレン（病院付牧師）に言いました。「私は一人っ子でわがままほうだいの生活をして親に心配ばかりかけてきました。私の主人は妻子のある人でしたが、私と結婚するために家庭を捨てたんです。私のために…。私はそのことを後悔しています。人を不幸にした責任が私にあります」。

その話を聞きながら、患者の中に深い罪責感があるのを感じました。心の中の重い感情が、死を前にして蘇ってきたのです。妻子のある男性と親しくなり、相手の女性を悲しませたという思いが強く見えました。「もしあなたが相手の女性だったら、今、何んと言いたいですか」とたずねました。「はじめは憎んで殺してやりたいと思った」と言って、しばらく沈黙していました。表情は堅くなりました。それから「もう赦してくれていると思います」と涙しながら言いました。「よかったですね」と私は言いました。自分で自分が赦せなかったことから解放されたようでした。

しかし、このようなかたちで自責の念から解放されない場合もあります。その場合には、宗教家の助けが必要なことがあります。若い時に中絶した子どもが夢の中に現われたり、昼間には病室の隅から自分をながめていると訴えた人がいます。何度も話しを聞いたあと、キリスト教に入信したいと申し出た後からは、夜も昼も中絶した子どもの亡霊に悩まされることがなくなりました。このようなケースでは宗教家の助けが必要です。

死に直面した人には、しばしば罪責感や悔い、後悔、反省などがみられます。あんなことはしなければよかったのにと悔いて、自分を責めています。スピリチュアルペインとよばれるものです。

●ケース6 生の意味、目的、価値を問うとき

自分の死が間近かに迫っている人や不治の病いと闘っている人の中には、苦難や苦痛の中で生きる意味を見つけられずに悩み苦しんでいる人が多くいます。治る希望がなく、苦しむだけならば早く死んで楽になりたいと嘆きます。それは、早く死ぬことを望んでいるのではなくて、生きている意味、目的、価値を熱望している証拠です。「生きる意味」を見出せないとき、人は虚無感、無意味感にとらわれてしまいます。死を告知された者にとって、生きる意味、目的、価値を見出

すことは困難です。健康な時の生きる目的は、必ずしも支えになりません。だからといって、すぐに新たな目的を見つけ出すことも、容易ではありません。死を間近にした者が、死の不安、恐怖に負けずに生きるための意味や目的は、患者が生きていること自体、つまり存在や存在のあり方に見出すことが必要になります。生きるときの心のもち方と深く関わってくるものです。ですから永遠、無限といった視野の中での人生の意味、目的をとらえ直すことになります。

このように人は死によって無になるとしても、何らかの意味で自分の生に意味や価値をもたせたいと考えます。誰かに、自分の人生の意味や価値を認めてもらいたいこともあります。あるいは、自分の生き方、人生観を再検討しながら、自分のうちに人生の意味や価値を見つけ出そうとします。

Nさんは娘の結婚の準備で忙しく、ほとんど自分のことなど忘れていました。結婚式が無事に終わってからようやく体調の変化に気付いて医師の診察を受けたのですが、病気が進行していて、手の付けようがない状態でした。一人娘を嫁がせたという安心があったのでしょう。もう自分の仕事は終わったと考えて、病気の回復を望んだり、治ることは諦めている様子でした。

Nさんの胃ガンの手術が無事に終わると、娘夫婦がしばしば病室を訪れてくるようになりました。娘婿も病気の義母をよく見舞ってくれました。はじめは娘を嫁がせたことで、自分の責任は終わったと思っているようでしたが、娘婿が親切にしてくれたり、その優しさに触れるにつれて、

Nさんは、だんだん三人の生活を思い描くようになっていきました。孫の顔も見たいと思うようになりました。新しい希望が湧いてきたのです。孫が生まれるまでは生きていたいというふうに人生の目的が具体的になってきたのです。それからのNさんが不思議なほどに元気になるのを見ながら、生きる意味をもつことで、生命が輝き始めることを教えられました。

Nさんの例をみるまでもなく、多くの人は苦難に直面して、生きるための意味、目的、価値を求めるものなのです。

第2章

スピリチュアルペインをもつ人々が求めるもの

――5つの関係の回復――

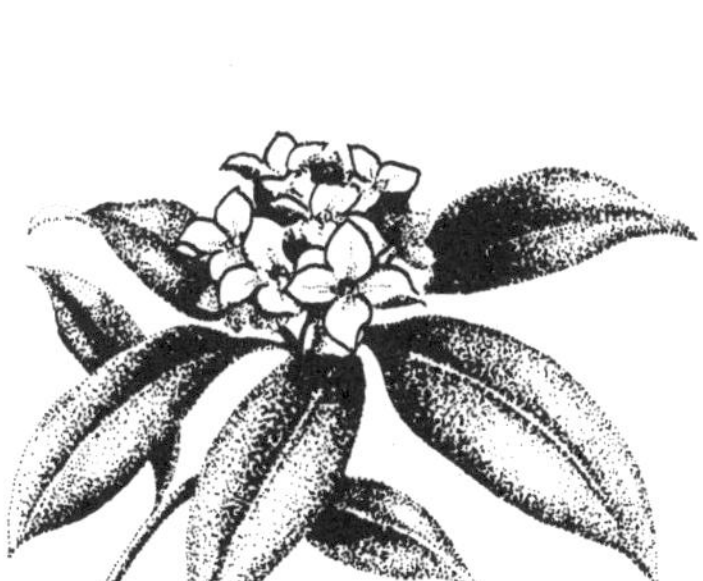

患者のスピリチュアルな問題は、死の不安、恐怖、空虚感、罪責感、死後の生命、生きる意味の喪失などさまざまですが、この問題の根源は「患者の関係の問題」と集約することができるとわたしは思います。また、この「患者の関係の問題」は別の言い方をすれば、「和解の問題」とも言えます。ここでいう「和解」とは、本来人間があった状態に戻ることを意味しています。広辞苑によると「和解」は「なかなおり」となっています。

つまり人間は生まれた時にはまわりの者から愛され、期待され、すべてのものが満たされていて、人間関係は信頼によって結ばれています。ところがある時から、「自己主張」や「わがまま」、「所有欲」、「権力欲」が顔をだし、信頼関係は崩れていきます。そしてそこから孤立が始まり、不信や疎外感が出てきます。このような時、もう一度信頼関係を取り戻すことで、魂の安定、生の充実、生きがいを獲得しようとします。このような「関係の修復」を「和解」と言います。言い換えれば、「本来的自己存在」に戻ることと言えます。

さらに言い換えると、患者にとって「最も重要なもの」、「それがあれば死んでもかまわないと思えるもの」、「自分が最も自由になれるもの」、「自分が赤子のように素直になれるもの」を見つけ出して体験することです。つまり、背伸びをしない自分、肩を張らない自分、素直な自分でいることです。その時には人はありのままの姿で安心していられます。妙な言い方ですが、「自分にとって最も重要なもの」は探し求めて獲得するように思いがちですが、このように実は本来の姿に戻ることなのかもしれません。メーテルリンクの『青い鳥』のように幸福は遠くまで探し求めて得られるものではなしに、最も近くにある自分の生命に触れることなのかもしれません。自分の中に隠れている「本当の自分」、「本音の自分」に気づき受け入れることなのです。それは「自分自身との出会い」であり、「自分を産み出したものとの出会い」であり、「自分を取り巻く人々との出会い」であり、さらには自然や時間の意味を発見することなのです。

この状態の時には人は真実な自分であり、かつまわりの人に対しても親切で優しく純粋で自由でいられるのです。しかしながら、このような「本来的自己存在」には誰ひとりとして達してはおらず、そのような状態に向かって生きているのだと思います。ですから「本来的自己」を洞察(発見)することが重要ですし、それへの回帰が課題となります。関係の回復、本来的自己存在への再帰です。

死の危機に置かれた患者は、以下のような五つの関係の回復を求め始めます。

[1] 自己との和解

病気の自分を受け入れること、死に直面して恐れている自分を受け入れること、自分の存在の意味を見つけること、苦難の中での生きる意味、目的、価値を発見することで、自己の劣等感や高慢さ、挫折感や自己嫌悪などと和解し、それから解放されることです。

［2］他者との和解

家族、友人、上司、知人、社会などとの憎しみ、怒り、嫉妬などを伴った否定的関係から解放されて、信頼のある、自由で愛のあるの関係を形成することです。

［3］絶対者との和解

罪責感、遺棄感から解放され、絶対者の意思、愛、あるいは計画の中に自分の存在を見ることで、価値観、信頼感、基本的生き方に関する和解です。

［4］自然との和解

自然の中での「自分の存在」に気づき、安心や平安をもつことで、自然、宇宙の法則から乖離した自己存在から自然の一部、全体の中の一部としての自己存在に気づくことから得られます。

［5］時間との和解

残された時間、限られた時間、短縮された時間を受け入れ、その中で自分を生かすことは、死を感じつつ残された生命と、苦しみを伴う時間を受け入れることから始まります。

これらの課題はケアの実践をする際の目標として捉えることができます。それだけではなく、患者に会った際に、どの課題が未解決なのかを見つけ出す指標として用いることができます。ケアする者が心に留めておくことで、患者にとって何が問題なのか、また患者が今何を必要としているかを知る手がかりになるはずです。

第3章

スピリチュアルペインを見分けるには

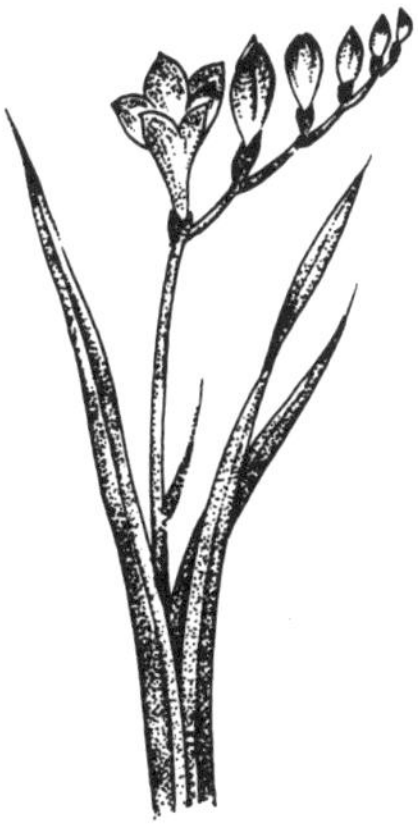

死に直面した患者を援助するためには、患者が何に悩み、何を求めているのかを知らなくてはなりません。すなわち患者のスピリチュアルペインを見分け、認知する必要がありますが、その方法について考えてみましょう。

●患者の態度・人間関係・背景をみる

一般的に「患者の態度や言葉使い」の中にスピリチュアルペインの「しるし」を見ることができます。患者の態度がどこか異常に見えるときには、患者の態度を注意深く観察することが肝要です。たとえば、人を寄せ付けない閉鎖的な態度が極端に目立つ場合には、患者の抱える問題に注意を向ける必要があります。その背後にあるスピリチュアルな事がらを推理していくことになります。

このような患者の態度の背後には、患者の心の痛みや苦しみや怒りがあることが多いものです。そしてその痛みや苦しみの根源がスピリチュアルな問題であることが多くあります。それはしばしば患者の人間関係の中で顕著に現われてきます。ですから、援助者は患者の人間関係に注意する必要があります。

1. 家族との人間関係はどうか
家族は頻繁に訪問してくるか
家族が訪問したとき、患者の態度はどうか
家族が帰ったあとの患者の態度はどうか

2. 親しい友人はいるか
悩みや苦しみを打ち明ける友人がいるか

3. 患者の人間関係で、信頼、幅の広さ、関係の深さはどうか
なんでも打ち明けられるか、孤立しているか

4. 訪問者が多いか少ないか、どんな関係の人か、特定の人しか訪問しないか
訪問が頻繁にあるか、
自己防衛的かどうか

5. 電話、手紙などで見舞いがあるか
病院外の人との人間関係はあるか、はがきや手紙はくるか

6．医療者との関係はどうか

協力的か、拒否的か

7．その他

同室の人などとの人間関係

以上のようなことを念頭に置いて、患者の人間関係を見ます。そして、その背後に隠れているスピリチュアルな問題に注目することが有益です。

また、患者のスピリチュアルペインを見分けるためには、患者の背景的要因に注意することも大切です。生い立ち、生活環境、経歴、関心事、家族関係などです。たとえば、家族や親しい人との関係の深さの程度（人間関係の種類、程度など）から信頼関係（信じる力）の種類や深さを推察します。また、家族の宗教、本人の宗教的背景、趣味、読書傾向などから患者の生き方、人生観、価値観、宗教観、人間関係、人生の目的、世界観などについて推察します。一方、患者の生き方や人間観、価値観を患者以外の人から聞くことでより客観的な情報を得ることも大切です。

たとえば、経済的価値のみを求めてきた男性にとっては、病気で生産能力を失い、社会的立場を失い、人々からの尊敬を失って、家族に世話になることは、生きるに値しないかもしれません。それが原因で死を望んでいるかもしれません。経済性のみに偏った価値観が患者を苦しめているのです。このような価値観から解放され、人生の見方を変えることで患者の心の痛みは軽くなるはずです。スピリチュアルペインを引き起こしている背景的要因に注意することは、目に見えない苦しみや痛みが起こる可能性に目を向けることでもあります。

●判断が容易な場合——言葉や行動、動作、態度、所作、仕草に現れる場合——

患者は言葉でスピリチュアルペインやニーズを表現する場合があります。「なぜ、私がこんな病気にならなければならないんですか」「私は少しも悪いことをしていないのに」「やり残した仕事があるのに、なぜ、自分が死ななくてはならないのか」「どうせ治らない病気だから生きていても人の迷惑になるだけなんです」「死んだら、地獄に落ちる気がして怖い」などと、病気になった理由や生きる意味を求めたり、人生の不可解さへの怒りや死後の不安を表現します。この場合にはスピリチュアルペインの存在を援助者は比較的容易に認知することができ、それに適切に対応することができます。

一方、言葉だけではなしに、行動、動作、態度、所作、仕草で表現する場合があります。高齢者で古い宗教的慣習が生きていた時代を過ごされた人は、食事のときに両手を合わせて食事の感謝を表わします。食物を与えて下さった自然の生命に感謝します。入院中には、特に普段よりも生命や健康に敏感ですから、食事の時の合掌にも普段よりも自然の生命への感謝が現われていて、人間の能力を超えた生命の根源への思いを強くしているのがわかります。これはスピリチュアリティの現われといえます。

患者の中には宗教書、聖書、経典、十字架、ロザリオなどを密かに病室に持ち込み、机の中や枕の下に隠している人がいます。ときどきロザリオを握りながら祈祷している患者を見ます。また毎日規則正しく経典を読んでいる人にも出会います。クリスチャンのなかには、小形の聖書を引き出しの中に入れている人を多く見ます。このような患者は宗教をもつ人ですが、生命の危機に立たされて、宗教にすがっているのです。そこには、神や仏への強い祈願と救済への思いがあります。その背後にある生命の危機への不安、恐れ、苛立ちが見えてきます。

比較的元気な患者の中に、早朝目が覚めると、病室を出て廊下の端から日の出に向かって両手を合せて太陽を拝む患者がいます。太陽という生命の根源への畏敬の念です。それは、太陽という大きな生命に支えられて今日一日を支えられたいとの願望です。太陽の恵みへの感謝と同時に、一日元気で生きていたいという激しい願望があります。その願望を自分を超えた太陽に表わしているのです。

患者の中には、しばしば目を閉じて宗教的閑話に耳を傾けている人がいます。特別にすることがない自由な時に目を閉じて閑話に聞きいっているのは、心の慰めや励ましを求めているとみてよいでしょう。心が不安や恐怖、苛立ちに満ちているときに、人間を生かしている神や仏の話は、たとえ宗教を信じていない人にも興味があり慰めになります。私がいた淀川キリスト教病院には、毎日二回キリスト教の話を聞く機会がありました。自由に選択できるシステムになっていましたが、宗教の有無に関係なく耳を傾けている人が多くいました。自分の存在を超える神への願望や期待があるとみてよいと思います。

早朝のラジオの番組に宗教や人生読本などという番組があり、毎日欠かさず聞いている人がいます。そのような番組を聞いた感想を尋ねると、「心が洗われる」「心が慰められる」「元気が出る」「生きる勇気が湧いてくる」などと言います。病気や死に直面した人は、死の不安や恐怖のために、いても立ってもいられない動揺を経験している人がいます。経済、政治、社会の問題よりも魂や心の安定を求めています。死の不安をとり除いて、死の向こうに希望を見つけたいと願っている人に、宗教や人生を扱った番組は力を与えます。このような放送を聞いている人にはスピリチュアルペインがあると考えることもできます。

●ケース 7 判断が容易でない場合
――直接言葉などで表現されていない場合――

「スピリチュアルペイン」が直接言葉などで表現される場合は認知しやすいのですが、しばしば間接的であったり、隠蔽的であったりします。間接的にスピリチュアルペインが表現される場合には、他人事、別のことのような形を取ります。ただ他人事のように表現されても、時間をかけて聴いていると本人のスピリチュアルペインであることがわかります。「隣の人は夜中になると痛みで苦しんでいるんです」と言いながら、実は自分の予後の経過を案じているのです。誰かに助けてもらいたい、痛みの恐怖から救い出してもらいたい気持ちを表現しています。そこには自分でも自由にならない自分の人生を苦しみから助け出してもらいたいという強い願望が見えます。このように他人に投影して自分の願望や欲求を間接的に表現することがあります。

また、まったく無関心を装っている場合もあります。意図的に避けようとしていますから、何か妙な印象（異様な）を与えます。そのような時には別のことからスピリチュアルペインを見つけ出すことも必要になります。

一番わかりにくいのが隠蔽的表現です。全く本人も気が付いていないところにスピリチュアルペインが隠れています。時間をかけて患者の話に耳を傾けていくうちに、スピリチュアルペインが現れてきます。

私が出会った患者さんのケースです（患者のプライバシーを保護するために、部分的に内容を変えてあります）。

大腸がんの発見が遅れてがんが体全体に転移して、ホスピスに入院してきた婦人がいました。年齢は七十一歳でした。裕福な家庭の五人兄姉の末娘として生まれ、当時としては珍しく女子の高等教育を受けた方でした。はじめ日常的なことから話し始め、少しずつ病気のこと、幼い日々のことなどを話してくれるようになりました。毎日訪問しているうちに、だんだん親しくなり、家族のことに話が進みました。

ある日、この婦人は「娘はまだ独身で家に残っています」と言いました。娘さんは大学を卒業した後、一時就職した経験がありましたが、病気になりほとんど両親と住んできました。この娘さんも四十歳を過ぎていましたが、経済的にも心理的にも両親、特に母親に寄りかかってきました。ですからこの婦人は自分ががんになって先行きが悪いことを知って、娘さんの世話ができないことをひどく気にしていました。

しかし、この婦人の話しを聞いているうちに、娘だけの経済的将来を案じているだけではないことが次第にわかってきました。自分の経済的将来にもひどく不安を持っており、できたら自宅療養ができないかと考えていることがわかったのです。この婦人のまわりには経済的に豊かな人たちが多いようでしたから、自分の経済状況を口に出すまでになるのには時間がかかりましたし、信頼関係ができる必要がありました。そして、「自宅に帰った方が経済的負担が軽くなる」と言いました。その時、経済的困難さが相当な程度になっていることが伝わったきました。

経済的に困難な生活状態を打ちあけて、将来に不安をもっていることを語り始めているうちに、経済的に力のない自分に苛立ちを感じているのがわかりました。また、その自分を責めていました。人の世話にならなくてはならない自分に羞恥心や罪責感をもっているのです。患者は経済力や経済的裕福さに関心をもたず、多少軽視してきた自分を見ながら、後悔し、苛立っていました。

援助者は患者の病気のこと、あるいは経済的問題に触れていきました。すると、婦人は徐々に自分の内的な問題に触れ始めました。本当の不安は将来くるであろう肉体的苦痛に耐えられるかということが一つです。そしてもう一つは、自分のようなものが生きていてもいいのかという自己の存在の価値の問題でした。人の世話になることへの心苦しさが生きる意味や自分の存在の価値を見つけにくくしているのがわかりました。

この時点になってスピリチュアルケアへの取り組みが始まりました。婦人のこれまでの生き甲斐は、ただ夫に仕え家庭を守ることだけだったと言います。夫も亡くなり、今は娘と一緒に生活するだけです。大学を終えて立派に家庭生活をしている娘さんが他に二人いました。「今回の入院で残った娘のことが心配でしたが、娘が予想以上にしっかりしていて、自分の身辺の世話をしてくれたので、本当にありがたいと思った」と洩らしました。この時点で患者と娘の関係はいっそうの信頼関係ができ上がったように感じました。

この婦人の実家は北陸にあって浄土真宗の家でしたが、婦人はミッションスクールで教育を受けていましたから、キリスト教に反対している様子は見えませんでした。しかし、亡くなった夫は浄土真宗の寺の墓に入っていました。婦人はキリスト教に対して親しみと好感を持っていましたが、自分が改宗して入信するだけのものはありませんでした。援助者は患者の信仰と宗教を尊重してキリスト教を無理に薦めることはしませんでした。ただ「クリスチャンはこんなときどうするんですか」と法事のことについて尋ねられたときには、キリスト教ですることを話しました。そのような話と一緒に死後のこと、キリスト教での天国のことなども話しました。

そのうちに婦人の中に幼な子のような心の柔軟さが見えてきました。それまで無関心であったまわりの出来事に心を開き、医療者のケアに感謝の気持ちを現わすようになりました。看護婦に熱い湯で身体を拭いてもらった後、明るい顔で「先生、私はここに来てよかった」と、親切にしてくれる看護婦に感謝の気持ちを現わしていました。それから「ここの看護婦さんからいろいろ教えられる」と言いました。若いのに本当に親切にしてくれる姿を見て、「私も一生懸命に生きなくてはならない」と洩らしました。「娘のためにも、自分のためにも、一生懸命に生きていることが美しいことだと教えられました」とも言いました。この言葉の中には若い看護婦が精一杯の愛の看護をしている姿への素直な感謝がありました。

このように身のまわりで起きていることに婦人の心が開かれてきましたが、そのうちに徐々に体力が落ちてきました。この頃になると命がそれほど長くはないと感じ始めているようで、ときどき「私はもうすぐ向こうにいくような気がします」と言われました。「向こうって、どこですか」と尋ねますと、婦人は「美しいところで、私の両親が待っているように思います」と言われました。それはキリスト教の天国とは似ていても、必ずしもそうでないものです。婦人が生きてきた人生の中で聞いたもの、考えたもの、経験したものから自分で作り上げイメージしたものです。そこには婦人の願望も入っています。自分の将来の人生を明確にイメージしたり、死後の世界をイメージすることで患者は心の安らぎを得るものです。

既存の宗教をもたない人が死後の世界をイメージすることは容易ではありません。自然の営みや人間関係での愛の体験、また耳にしたり、書物で読んだ教えなどから少しずつ自分なりのイメージを形成します。そのイメージ形成への援助もスピリチュアルケアとして大事です。

「ご両親に会ったら、どんな話しをしますか」。「子供の時の田舎のことなど…」。この患者さんはしばらくして亡くなっていきました。両親の下に戻っていくような死に方でした。

スピリチュアルケアでは速攻的方法などありません。じっくり患者と関わり、一緒に悩み考えることの中で、患者自らが自分の生きる意味や目的を発見し、かつ自分を見捨てないで付き合ってくれる援助者の愛に触れて、患者が納得する死後の世界をつかんでいきます。これがスピリチュアルケアの真髄と言えましょう。

このケースのようにスピリチュアルペインが隠れていることが多々あります。患者自身も気がついていない場合もあります。援助者が忍耐強く傾聴しているうちに、苦痛の根底にスピリチュアルな問題が隠れていることに気がつくのです。

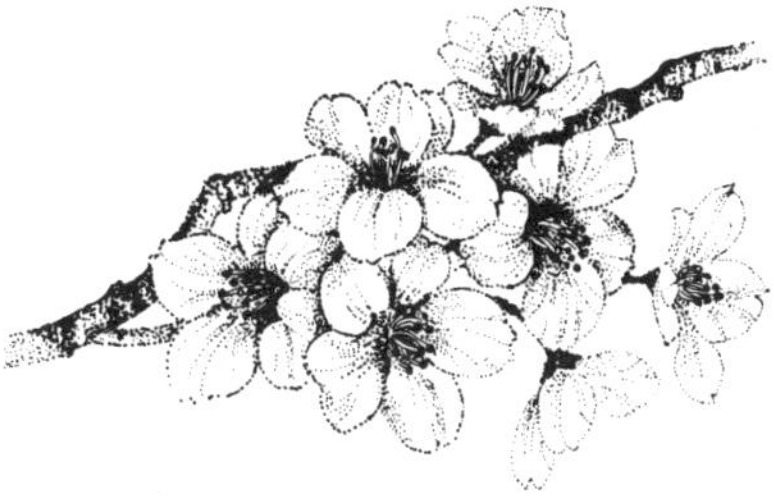

第4章 スピリチュアルケアとはどのようなケアか

●「精神的・心理的ケア」との違い

人間関係の軋轢、身体的不調、家庭的不和が原因となって起きてくる不安、恐怖、怒り、落胆、落ち込み、無力感、失望、いらいらなどを、患者はしばしば経験します。健康な時には、人間関係の悪化もそれほど気にしません。近い将来に解決の機会があると思えるからです。しかし、死が間近に迫ってくると、それらの問題は普段よりも大きく患者を悩ませます。

時に病気のために痩せ衰えた容姿に落胆し親しい人たちから疎遠になりがちになり、結果的に孤立感にとらわれたりします。また仕事から離れてしまった焦りから、苛立ち、まわりの人との人間関係が悪くなることもあります。

従来これらの問題は「精神的・心理的問題」として扱われ、そのケアは家族や友人たちが一般にはあたっていました。また特別な援助が必要な時には、カウンセラーや精神科医などが治療にあたっていました。病院には精神神経科があって心のケアをします。そこでは投薬や心理治療がなされ、精神科医が専門的知識をもって患者の苦痛の解決に努力してくれます。

しかし、専門的な治療を必要とするほどではなくても、生きることへの意欲を喪失したり、重い罪責感に苦しんだり、死への願望が強い場合には、「ケア」は必要になります。この「ケア」が、言ってみれば、「スピリチュアルケア」と考えてよいと思います。

ただ、「スピリチュアルケア」と「精神的・心理的ケア」は全く別個のものとして分けることは困難です。むしろ、重なり合う部分をもっています。

例えば「早く元気になって自宅に帰りたい」と涙を流した若い婦人がいました。自分の身体が思うように回復しなかったことに苛立っていたと思われます。これは、精神的・心理的苦痛といえます。

この言葉の中にはさらに深い気持ちが現われていると思います。「こんな所でのんびり治療できるような家庭の状況にはないんです」。おそらく経済的な問題、家の問題があって、患者は一刻も早く家に帰りたかったのでしょう。言うなれば、社会的問題から派生したもので、社会的苦痛です。さらに患者は「だれでもいいから早く家につれて帰ってください」と訴えます。これは自分にこんな苦しみを与えている誰か、不条理な人生を支配している何かへの怒りの現れであり、なんとかしてほしいという叫びです。これこそが本書で説明しようとしているスピリチュアルペインです。ここで重要なのは、患者が、これらの苦痛のすべてを「自宅に戻りたい」という言葉一つで表現していることです。

このように一人の患者に対するケアは、従来治療の対象として考えられてきた「精神的・心理的ケア」と、私が本書で説明している「スピリチュアルケア」とは明確に分けることは不可能で、分かちがたくつながっていると考えてもよいと思います。大切な点は、精神的・心理的問題に似ているが、もっと宗教的、実存的、主観的で、本人の生き方と密接しているということです。

●「宗教的ケア」との違い

[1] 祈りについて

「宗教的ケア」は「スピリチュアルケア」とは別個のものです。しかし、別々のものでありながらもお互いに重なり合う部分もあります。たとえば、危機に直面して人は「私のために祈ってください」とか、「先生に祈ってもらえたら、心強いです」と言います。このような願望は信仰者はもちろんのこと、宗教を持たない人にもあります。このことは、人間がスピリチュアルな存在であることを示しています。もちろん、宗教をもつ人は、祈りは日常的なことになっているはずです。

「宗教的ケア」には絶対的究極的存在者（仏陀、神）がいて、それを礼拝し祈るという点が他のケアと決定的に異なるところです。そして、この祈る対象（礼拝の対象）を常に意識していて、この祈りの対象との関係を一層深め、強くすることにケアの重点がおかれます。祈る対象は患者の人生のすべてを司るものですから、その対象との関係回復こそ最重要の課題になります。仏や神との関係が回復し、信頼関係ができると、そこには超自然的恩寵が流れてくる実感が伴ってきます。それは救済の体験です。

「スピリチュアルケア」では祈りの対象は一定していません。患者個人が最も重要だと考えるものに注目して、それとの関係を大切にします。

［2］　死後のいのちについて

死に直面した人はしばしば死後の生命や死後の行き場所について尋ねます。死後の行き先が不安の原因になっている時には「スピリチュアルケア」が必要です。また、「宗教的ケア」が必要な場合もあります。

死後の生命について、「スピリチュアルケア」では肉体的生命は土に帰り、その土の中から新しい生命が誕生すると説明できます。その時、肉体的生命が誰によって与えられたというようなことは語りません。ある人は宇宙の法則であると考えます。また、宇宙の生命が新しい生命を与えていると信じるかもしれません。「スピリチュアルケア」では、患者自身の観念、理解、解釈を重視し、援助をする者はそれを支えるように努めます。患者にとって「生きる力」を与えるものが大切だからです。

一方、宗教には教理や教義があります。たとえば仏教では輪廻転生の教えがあって、これは「スピリチュアルケア」の説明に比較的似ています。この限りでは「スピリチュアルケア」と「宗教的ケア」は相重なる部分があるといってよいと思います。しかし、一般的には「宗教的ケア」ではその宗教が説く救済を伝え、患者が生きる力や希望を得ることができるようにします。患者の中には、このような救済の教えを受け入れにくい人もいます。その場合には患者に添って納得のいくまで一緒に捜し求めることになります。

［3］ 罪責感について

自分の過去を顧みて深い罪責感に悩む人がいます。「スピリチュアルケア」では罪責感に対して特定な者（牧師、僧侶など）が赦しを宣言することはありません。患者は罪責感を静かに受け止めながら深く反省して二度と繰り返さないことを誓います。あるいは、罪責感に苦しむ自分を自分から赦すこともあります。罪責感のある者は、過敏な正義感や倫理観が原因で自虐的になっている場合があります。その結果、異常に自分を責めてしまうこともありますが、心がゆったりとすると自分を赦せるようになる場合もあります。

しかし「宗教的ケア」では赦しが宣告されます。キリスト教ではイエスキリストの十字架が私達の罪の身代わりであったと信じることで、赦しが与えられると教えています。この点が大きな特徴です。明らかに人に危害を加えたり、人を不幸にしてきたことで深い罪責感をもっている人もいます。その場合には宗教家の援助が大きな助けになります。

［4］　援助者について

「宗教的ケア」とは、宗教的教理や儀式などから得られる援助で、そのような知識と経験を持つ人（牧師、僧侶、信者など）が大きな援助を与えることができます。特にその宗教の信者や信徒にとっては、危機的状況の中では宗教が大きな意味をもっています。

一方「スピリチュアルケア」の援助者はカウンセラー、精神科医、宗教家に限りません。それらの人びとはもちろん、医師、看護婦、セラピスト、ソーシャルワーカー、ボランティアなど、誰でもが関わることができます。

「スピリチュアルケア」は患者が自分の人生を生きるための力や希望を獲得し、自分の人生の意味をつかむための援助です。しばしば、人生での最重要事を見つけ出すことであり、また絶対者(超越者)や究極的問題との関係を作り出す援助です。このケアはすべての患者になされるべきもので、これがあったら生きられる、また死んでもよいというものを見つけ出すことです。そのために、自己の存在を超えた絶対的存在との関係を明確にしたり、自分の死という危機状況の中で、生きる目的をつかむことができるように援助します。

このように自己の存在が不安と恐怖に襲われたときの拠り所となるものを示すのが「スピリチュアルケア」ですが、援助者はあくまでも患者と一緒に探し求める探求者です。「宗教的ケア」の援助者は神、仏、教義、教理を示すことができますが、「スピリチュアルケア」の援助者にはできません。一緒に悩み考え、本人が納得する答を見つけだすのを援助するのです。それが「スピリチュアルケア」の援助者ができるところです。宗教者からすると、神や仏を示したいと思うのですが、患者の中には、そこが嫌いだという人もいます。宗教嫌いな人にも、スピリチュアルな援助をすることは重要です。宗教、信仰、価値観が多様化する時代でのケアの方向がここにあると考えられます。

しかし、一般の人の中にも重い病を負って宗教から魂の平安を求めて求道する者もあります。

ですから、一般の人にも「宗教的ケア」は必要な場合があります。「宗教的ケア」をするには、その宗教的知識を理解している必要があります。たとえば、キリスト教的ケア、仏教的ケアなど、教派によって内容は異なります。その内容は、それぞれの宗教の教義、礼典、伝統などに大きく左右されます。場合によっては、専門家（牧師、僧侶など）の援助が必要になることもあります。

●宗教をもつ患者にみるリスクについて

一つの宗教に長い間帰依してきた人が、病気のために宗教的儀式に参加できなくなったりすると、無宗教の人よりも大きな宗教的危機に陥ることがあります。そのためにまわりの人が驚くほどに非寛容的になったり、非協力的になることがあります。この信徒にとって宗教（信仰）が非常に重要な意味を持っていることを示しているような場合には、同じ宗教の指導者（宗教家）の援助を求めることが必要です。

長い間キリスト教信仰に生きてきた女性が肝臓がんの末期で、ホスピスに入院していました。生涯独身を貫き、社会的にも立派な仕事をされた人でした。この方にとっては肉体的な死より、神との親密な関係こそ重要なことでした。そのことを初めに十分理解できなかった私達のケアのあり方を、後に反省したことがありました。宗教や信仰は非常に個人的な側面があるので、既成概念で理解したり、一般的理解でとらえようとすると、十分理解でないことがあることも留意しておくべきです。

「宗教的ケア」の中で特殊なケースですが、宗教的理由から輸血を拒否される患者がいます。また、科学的医学や治療よりも、祈祷師や霊水を信じて、病院の治療に非協力的な患者がいます。このような宗教や信仰に関わることで、現代医療を受けることに非協力的であったり、拒否的である場合には、宗教家の援助が必要になります。患者の宗教や信仰的立場を尊重しながら、患者が納得して医療に与かるように援助します。家族の協力も必要になりますし、患者に対しても、家族やまわりの人達の愛情や親切を無視したひとりよがりの信仰のあり方について語り合うのも大切です。医学や医療の事情に関心をもつ宗教家に、このような時は援助を仰ぐことも必要になります。

●ケース8　宗教をもたない患者へのアプローチ

「私の人生はもう終わりです。こんな病気になって…、早く死んでしまいたい」。Yさんはせっかく築いてきた事業からも手を引かなければなりません。ここまで自分ひとりで築いてきた事業が、Yさんには「生きがい」でしたし「誇り」でした。まだ幼い子供が三人いましたから養い育てていく責任もあります。「どうして、こんなことがあるのか。神も仏もあるものか」と言って嘆き、家族や若い看護婦に当たり散らしました。

このような激しい怒りの背後には、深い挫折体験があることが多くあります。また、「神も仏もない」といった言葉の奥には、不条理な人生を自分に与えた神や仏に対する怒りが込められています。はじめて会った宗教家に怒りをぶつけるのは正しくなくても、怒りをぶつける対象が人間を超えた神や仏を想定しているのであれば、それは医療の問題でもなく、哲学の問題でもなく、スピリチュアルな問題もしくは宗教の問題と言えます。

Yさんに対してはいろいろな対応が可能です。たとえば、従来の精神的・心理的アプローチをするならば、Yさんがまわりの者、特に家族や若い看護婦に当たり散らしているのですから、人間関係の改善と病院という環境への適応の問題として対応することができます。医師や病棟婦長から少し態度を変えるように注意したり、少し時間をとって病院という環境について説明したりすることもできます。その段階でカウンセリングをして家族や看護婦との信頼関係の形成につとめることができます。

また宗教的視点から考えるならば、宗教への誤解や偏見が強いと認識されるでしょう。宗教家が介入して宗教の正しい知識を語り、宗教には救いがあることを説くのも一つのアプローチかもしれません。しかし、この方法はおそらくよい結果を生むことは困難でしょう。宗教嫌いの人の怒りを増幅するかもしれません。

さて、それではスピリチュアルケアの視点からYさんについて考えてみましょう。Yさんが「早く死んでしまいたい」というのは、実は、本当に死にたいのではなく、「なんとしても生きていたい」という強い願望の裏返しと考えられます。どんな状態でもいい「生きていたい」。それさえできないから「神も仏もない、どうしてくれるんだ…」とYさんは怒っているのです。神や仏という言葉を口に出して言う人は、しばしば救いを求めていることが多いように思います。

そこで「なんとかして生きていたい」という激しい願望をしっかりと受け止め、「生きたい願望」の理由を一緒に考えます。「死の不安」、「肉体が消滅することの恐怖」、「事業を継続できない不満」、「せっかく起ち上げた事業を中途で投げ出さなくてはならない悔しさ」、「幼い子供たちと別れなくてはならない寂しさ」、「自分の死後の妻子たちの生活の苦しみを考えての苛立ち」、「悪いことをしないで真面目に生きてきたのに、こんな不幸を負わなくてはならないことへの不満」、「健康でバリバリやっている人への嫉妬」などというＹさんの訴えの背後には、人生が理性的、合理的には割り切れないという不満がはっきりしていました。そのことは人生の出来ごとを理性ですべて合理的に把握しようとする困難をＹさんがもっていたことになります。

またＹさんが悲鳴をあげて、自暴自棄になっているのは、苦しみに満ちた人生にも、「生きる意味」があると言ってほしい願望の現われだと思います。神や仏に怒りをぶつけているのも、自分の人生を呪っているのではなしに、人生を肯定する根拠を探しているのです。Ｙさんのようなケースは実際の医療の中ではしばしば出会います。しかし、実際にはどのように対応したらいいのか迷うことが多いのも事実です。

Ｙさんのようなケースでは、まず、患者の怒りや不満に十分付き合い（傾聴、共感）、患者が怒っている理由を十分に受け止め、本人が怒っている原因や理由を明らかにしていきます。患者は怒っている自分が受け止められ、耳を傾けて理解してくれる人がいることで安心し、心を開いてきます。

特に「神も仏もない」と本人の人生の根源があたかも神や仏にあったような発言がありますから、本人の本当の気持ちを尋ねてみることは重要です。「神様や仏様がいると思いますか」、「あなたの人生は神様や仏様が与えたと思いますか」、「あなたの人生の支えはどこにあったんですか」などと尋ねてみます。このような質問は本人の人生の根拠を尋ねるものです。もし本人が「私は神も仏も信じていません、信じているのは自分だけ」と言うかもしれません。本人が信じているその自分が、今、危機にさらされているのですから、自分に苛立ち、「自分の人生はどうなっているのか」、「自分の人生を支配しているのは誰なのか」と深い問いを自分に問いかけているのです。

Yさんは自分の人生を自分だけ信じてやって来ました。それだからといって、自分がすべてを思い通りに動かせたわけではありません。自分の力で可能なことと不可能なことは認識してきているはずです。そして今、自分の力ではどうすることもできない死の前に立たされています。そこで「自分の外に」人生の支配者（力）がいると感じ始めています。Yさんが必要としているのは、この力がどこから来るのかの答えです。その人間の力を超えたところの力を知りたいと思っています。宗教はこの力の根源を神と仏に求めます。しかし、本人が宗教を嫌っている時には、宗教的な対応は不可能です。その時こそスピリチュアルケアが求められるのです。

Yさんは、回りの者が手を出せないほど、すべてに拒否的な時期を過ごしました。家族も医療者もそばに寄ることが嫌になるほどでした。Yさんを見捨てたのではありません。見守りつつ、家族も医療者もYさんの苦しみを同時体験していました。それしかしかたがなかったのです。しかしそれしか出来ないと家族が考えたことは、家族の心の負担を軽くしました。そして、軽くなった分、Yさんと余裕をもって接することができ、Yさんは自分が受け入れられていると感じたようです。

この経験はYさんの心に家族の労りの心を感じとらせました。それはYさんの心にいつの間にか、目に見えないもので大切なものがあると気付くきっかけになりました。この時には、心の目が広く開かれはじめていましたから、自分の人生を広くとらえることができるようになっていました。Ｙさんの人生をつかさどっている大きな力を感じはじめ、心に安心を得られるようになったのです。労りと愛のケアがＹさんのスピリチュアリティを覚醒させたといえると思います。

第5章

スピリチュアルケアの進め方

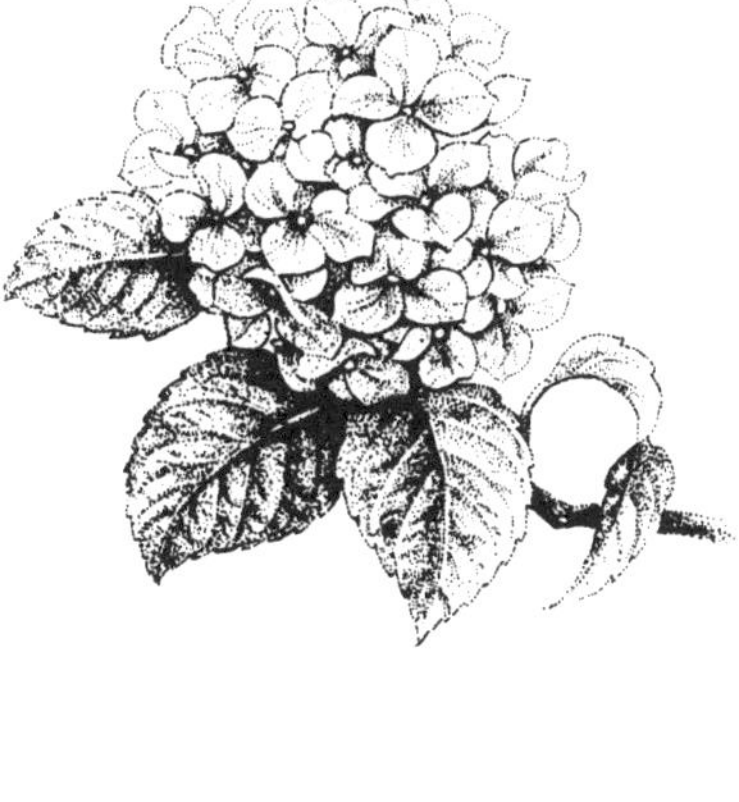

●目標の設定と成果

重い病を負って死と闘い自分の死を受け入れることができるようになるのは容易なことではありません。肉体的苦痛に加えて、精神的、家庭的、経済的苦痛が加わりますから、スピリチュアルケアが簡単に成果をあげられるわけではありません。スピリチュアルな苦痛には、形式的処方箋がありません。患者自身が自分の人生や死をどう受け入れるか、また死後の世界をどう見るか、また今の自分の人生の意味や目的をどこに求めているかという、主観的、実存的なものです。それは患者の「心の問題」であり、「認識の問題」、「気づきの問題」(洞察)、「受け止め方の問題」(受容)であって、さらに「決断の問題」、「生き方全体の問題」です。

ですから、スピリチュアルケアは知識、技術を教えるようにはいきません。援助者自身が援助のツール(道具)の一部になります。援助者自身の人生観、死生観、人間観、自然観、価値観、疾病観が深く関わってきますし、特に死に直面している患者の気持ちや生き方と誠実に、真摯に、また温かく関わり合う態度が重要です。そして、スピリチュアルケアをしたら、必ず成果が出ると思い上がったり、軽く考えることは禁物です。時間や忍耐、熱意や真心が必要です。このようにスピリチュアルケアがよい成果を生むことはなかなか容易ではありませんが、その理由として以下のことが考えられます。

第一の理由は、患者が悩み苦しむ時、援助者が一緒に苦しまなくてはならないからです。一口に患者の悩みや苦しみにつきあうといっても、言葉では簡単ですが実践となると援助者自身が感情移入しなければならないので、非常に重い作業です。

第二の理由は、患者の悩み苦しみを正しく認知することの困難さです。健康な人がどうして病人の心を知ることができるのでしょうか。それは最初から無理なことなのです。置かれた立場が違うと、同じ経験をすることは不可能です。

第三の理由は、たとえ患者の悩み苦しみを認知し、共に苦しみを負う努力をしても、結果は思うように得られません。患者の心は人間が操作できるものではないからです。

さて、死が間近に迫っていることを知った患者が、他でもない自分の死について受容できるようになるまでのプロセスは、個々の患者の生き様をそのまま写しており、一様に語れるものではありません。しかしながら、患者をみてきた私の臨床上の経験から、それぞれ遅い速いの差や、表現上の差違はあっても、大方同様なプロセスを経て、死を受容していくように思います。次の表は、そのプロセスをまとめたものです。これはスピリチュアルケアを行っていく者にとってはケアの目標となるもので、同時にケアの到達度をはかる指標として考えるとよいと思います。

患者における死の受容のプロセス

ステップ		内　容
1	自己表現	あるがままの（飾らない、偽わらない、肩をはらない）自己を表現できる。不安、恐怖、怒り、懐疑、疑問、弱さ、脆さ、罪責感などを表現できる
2	自己意識化	患者は不安のある自分を正しく意識できる
3	自己受容	問題を抱え悩んでいる自分を受け入れられる
4	自己客観化	自己を客観視できる。自分を突き放して見直したり、自己を距離を置いて見られる。他者の視点から自分を見ることができる。
5	他者の関心の受容	他者の関心（好意や善意）などを素直に受け止めることができる。心に柔軟性がある。同時に自分を大きな存在との関係で見直しはじめ、かつ自分の過去の生き方を見直しはじめる。
6	他者の関心への応答	他者の親切、善意、好意に対して応答できる。信頼関係を持てる。自己の存在をかけて人間関係を形成できる。真実、愛、誠実、永遠などに深い関心をもつ。
7	他者の信頼と自己発見	自己以外のものに存在を任せることができる。深い信頼を持てる。自分の力のみに頼らず、他者の力、好意、善意に任せることができる。自分の人生に納得できる。

●感情の安定――あるがままの自己の表現と意識化――

自分の死に直面して心が安らかでいられる人は多くはありません。多くの人は感情的に動揺し、振幅の激しい日々を送ります。スピリチュアルケアは患者の心の動揺に注目して、安定を得るように援助します。援助者は患者の気持ちにじっくり耳を傾け、受け止めます。患者をしっかりと受け止めているうちに死の不安、恐怖、絶望から解放されて、心の安らぎ、安心、平安を得ていきます。

死の不安、恐怖が完全に消えてしまうことはありません。不安や恐怖を感じながら、安らぎ、安心があるという状態です。繰り返し襲ってくる死の不安があっても援助者が側にいることで支えられます。また、自分を超えた大きな力に支えられているという安らぎです。自分の全存在が大きく揺れ、荒波に翻弄されながら、なお大きな力にとらえられているという実感、確信です。大きな力への信頼がキーになります。

●視点の転換――あるがままの自己の受容と客観化――

患者にとって自分の存在が無価値になったと感じることほど辛いことはありません。生きる意味を失うことであり、肉体的病と戦う意志と力を奪い取るものです。スピリチュアルケアは患者の生きる意味や存在の意味を人間同士の中だけではなく、人間を超えたものとの関係の中でも見つけようとします。

社会的人間関係では相対的価値でしか自分をはかることができませんので、自分の価値や存在理由を見出すのはむずかしくなります。そのような状況で「内的自己と出会う」ことは、まわりの状況に左右されない個々の人間の実存的な価値や意味を見つけることにつながります。たとえ生産的能力を失い、社会的価値が下がったとしても、個人の成熟、完成という価値観にたってみれば、その人の存在は十分意味のあるものになります。個人の成熟や完成には頂点がありません。患者は自己を見きわめ不足を反省し、自己の完成という新たな目標を目指して生きていくことができます。そこには自己の成長、完成への喜びが伴うものです。

死に直面した人は、自分の死に伴って起こる事がらだけに心を奪われる傾向があります。「死ぬこと」、「死の不安」、「中断する仕事」、「遺される家族」、「医療費のこと」、そんなことばかりが心を占領してしまいます。その結果、心の視野は狭く閉鎖的になり、自分だけが不幸な者、被害者、不運な者だと思いがちになります。「なぜ、私がこんな病気にならなくてはならないんですか」、「なぜ、もっと早く病気が発見できなかったんですか」、「現代の医学でも治せないんですか」と何度も繰り返し尋ねます。答がないとわかっていても、尋ねないではいられないのです。スピリチュアルケアは患者が広い視野から自分やまわりの人を見ることができるように援助します。広い視野からみると、まわりの人々の愛や思いやりが見えてきて、自分の存在の受け止め方も変わってきます。

　空間的には垂直関係の中で自分をとらえ、時間的には永遠的視点をもち、関係的視点からは死は精神的絆を破ることはできないととらえます。垂直関係で自分をとらえるとは、自分という人間存在を超えたもの（自然、宇宙、永遠、生命、力など）の視点から見直すことです。小さなことに執着している自分が見えてきます。また時間関係では、人間の生命は時間的長さで決まるものではなく、その質で考えることができるようになります。そして関係的視点からは、人々と一緒に長く生きることだけが幸福なのではなく、短い人生でも質が大切で、自分が生きていたことを遺せればそれで十分であること、また社会的活動ができなくなっても、自分が一日一日精一杯生きていることに意味や価値があることを発見できるようになります。これが視点の転換です。

病気になってみて、はじめて本当に大切なものは何かに気がついた。

死に直面してみて、自分の本質に立ち帰った気がする。

自分で生きていると思っていたが、実は生かされていたのだ。

自分が見ていたと思っていたが、実は見守られていたのだ。

孤独だと思っていたが、実は愛されていたのだ。

知っていると思っていたが、知らなかったことに気づいた。

見放されていると思っていたが、実は回りの人が心配してくれていた。


長く生きることばかり願っていたが、「生きる姿勢」や「生き方」が重要だと分った。

今の時間を精一杯生きることは、永遠に繋がることが分った。

明日のことは明日に任せて、今日精一杯生きることが大切だ。


自分の持ち物を増やすことではなく、持っているものを与えることだ。

持っていると思ったが、本当に大切なものは少なかった。

持っていないと思っていたが、沢山持っていた。

自分の人生は偶然に生まれて来たと思っていたが、それだけではなかったような気がしている。

病気になってすべてを失ったが、かえって本当の自分が強くなった気がする。

これは、ある患者が書いたものですが、喪失することで大切なことを獲得し、死ぬことで生きるといった、視点の転換があったことがよくわかります。

●罪責感からの解放

罪責感の問題は死の臨床では大きな問題です。人は生きているかぎり罪や失敗を重ねています。罪として意識されなくとも、「あの時もうすこし私がしっかりしていたら息子を助けてやれたのに…」、「主人に優しくしておけばよかった」など、失敗感、不成功感、後悔などをもちます。「私は自分の子供を殺したんです」、と中絶の体験の痛みを打ち明けた女性もいました。これらの感情は死という危機に際して、大きくなって患者に迫ってきます。患者は二度と繰り返せない人生の瀬戸際に立って悩みます。

罪責感、罪の意識に多くの患者が悩んでいますが、患者が実際に罪を犯したからというより、親、家族、先生、目上の人、上司など、まわりの人々に対する反感、反発、拒否や無視、あるいは強度の自己主張などがその根底にあって悩むことの方が圧倒的に多いのです。つまり人と協調、同調、協力しなかったことへの後めたさや後悔、他者を傷つけたと思えることへの反省、悔やみといったことです。たとえば「仕事ばかりして、家内のことなど構ったことがなかった」、「家内と一緒に一度でも旅行しておけばよかった」、「子供も寂しかったと思います」と悔しがった父親もいました。しかし、一方では本当に人を殺してしまった罪責感もありますので、それらに対する赦しの幅は広いと考えられます。

スピリチュアルケアは、罪責感、悔いは誰にでもあると考えて、それによってもたらされる苦痛が緩和し、解放されるように援助することが大切になります。深く傷ついた罪責感があるような場合、援助者も心を痛めることがしばしばあります。そのような時は宗教家の助けを借りることが必要になることもあります。

●ケース9　人間関係の見直し――他者との和解と感謝――

患者の中には人間関係で深く傷つき人間不信に陥っている人がいます。そのため、院内でも非協力的、反発的です。それでいて心の苦痛を抱えて、それを外に出すことができず、自虐的になっています。このようなときもスピリチュアルケアが必要になります。

死に直面した人は人生の総決算をするといわれます。二度と戻らない人生を締めくくる準備をします。人間関係の摩擦などが原因で、人間不信になっている場合には、患者のために時間を作って、ゆっくりと心の問題を聞きます。患者の言い分に十分共感しながら、和解の道を探ります。患者は、死後に人から悪い評価をされたくないと考え、できるだけ未解決の問題を解決しておきたいと考えます。人間関係のトラブルは仲直りし、借金は返済し、会社の後継者は決めておきたいと考えます。最後を美しくしておきたいと日本人は思うようです。

援助者が共感的態度で患者を受け止めていると、患者に変化が見えてきます。「自分にも悪い点があった」、「少し頑固すぎた」、「もう一度会えれば、謝っておきたい」、「ありがとうと言っておきたい」と言うようになります。

さてここで一つのケースを紹介いたしましょう。

「先生、わかりました。息子は私達の苦しみを背負っていたんです」。長い間、苦しんできたがんの婦人が、心の葛藤と苦悶の末にたどり着いたのは、物質的なものよりも、心のあり方でした。障害をもって生まれ、人に馬鹿にされ、手間のかかる息子は、迷惑ばかりかけると思ってきました。実はこの息子が、家族の結束を固くし、家族に労りを与えていてくれたという事実に気づいたのです。

家族の者が忙しく飛び回って見舞いに来れないときにも、この息子は母親のベットのそばに座って、身のまわりの世話をしてくれました。また、疲れたとも退屈だとも言わず、ただ母のそばにいて心配していてくれる息子のその素直さに人間の清さを見たのです。親不孝とばかり思っていた息子が、突然いじらしく見えてきました。息子への見方が変わりました。この息子は自分たちを助けるために来たのだと、だんだん思えるようになったのです。不思議なことに、子どもの中の誰よりも、輝いて見えるようになったのです。不幸が恵みに変わったのです。

障害をもって生まれた息子が、自分たちに素直さや優しさ、労りの大切さを教えてくれ、家族を救っていてくれたという理解は新しい理解です。見えていなかった世界からあらためて人生を見直してみたのです。

この患者は、この経験をまわりの援助者に話しました。この援助者は患者の発見に驚き、感銘を受けました。それがきっかけで、援助者との間に信頼関係が生まれ、患者は自分の人生を語り始めました。患者は、今まで無意味だと考えていた人生の背後に何か大きな意思を感じ、それがこの患者や息子の人生を導いていてくれたような気がしてきたのです。一日一日を自分なりに精一杯生きることに自分の生命の価値があるように感じ、その自分の生涯を見ていてくれる人がいるように感じていました。その後は、人生を自分で何とか変えようとするのではなく、むしろゆったりと生き始めたように援助者には見えました。

●積極的な生の肯定

死に直面した患者は、ショックから回復するのにしばしば時間を必要として、その道のりは困難です。「将来予想される肉体的苦痛」、「やり残した仕事」、「中途の仕事」、「仲間から脱落した敗北感」、「遺される家族への心配」、「医療費の支払い」など、心を悩ませる問題が多くあります。そのため人生を全面的に否定的に受け止める者が多くなります。積極的、楽天的、前向きに現在を受け止めることは容易ではありません。「残念で夜も眠れません」、「遺される子供のことを思うと心が張り裂けるほどです」、「死のことを思うと気が狂いそうです」と訴えます。

死にゆく人との関係で援助者が心を痛めるのは、患者が生きる意味、価値、目的を失って、ただ、早く死ぬことだけを望んでいるときです。「早く死なせてほしい」、「生きていても何の意味もない」、「人の世話になって生きるのは恥だ」、「自分の好きなことができない人生なんて生きる意味がない」といった訴えを聞くときです。患者を苦しめ悩ます多くの問題（肉体的、精神的、社会的苦痛）に加えて、回復することが望めず、ただ人の世話になるしかしかたがなく、近い将来必ず死がやってくる人生に生きる意味や価値や目的を発見することは容易ではありません。

しかし、スピリチュアルケアでは、肉体的、物理的生命の長短ではなしに、生命の質に生きる価値を見出せるように援助します。一日一日を精一杯生きる姿勢や、人のためになろうとする思いやりや、感謝を忘れない生き方に人生の価値があることを伝えます。さらに人間関係の中での意味や価値ばかりではなく、人間を超えた絶対的なもの、超越者、究極的なものによって患者個人の存在の価値が確認されるように援助します。

これはヴィクトル・フランクルの「夜と霧」という書物の中にある強制収容所での経験と同じです。解放の道が開かれることが期待できない極限状況のなかで、囚人たちは疲れ果て生きる希望を失っていました。ヴィクトル・フランクルは新しい人生の見方に気づきました。解放の道を誰かに期待するのではなしに、自分に今何ができるかを考えるように自分が期待されている人間だととらえ直すことでした。無意味に思えた一日一日が、新たに課題を持った一日一日に変わったのです。そこに生きる意味を見つけることができたのです。

●死後の生命と後世への希望

人は死後の生命を信じたいと願っています。宗教が説く天国や極楽浄土を信じることができない人でも、死後、新しい生命体となって生まれ変わることを信じている人もいます。仏教で説く輪廻転生の教えです。日本人の多くは民俗学者の柳田国男が説くように、死後、祖霊となって山に行き、自分の子孫を見守っているというような思いを心情としてもっているようです。また、仏教文化の中で育ち、仏教の教えに影響を受けていますから、輪廻転生を信じることが難しいことではないようです。患者の中にも、「また、別の命で帰ってくるんですね」、「またどこかで、再会できるんですね」、「死んだ後、先に逝った夫や子供たちに会えるんですね」と希望を語る人が多くいます。死によって肉体的存在はなくなっても、魂はどこかで存在し続けることを信じているのです。

スピリチュアルケアでは患者の心象の世界を大事にします。科学的客観的なことを重視するよりも、患者の実存的なことを重視して、患者の心を支えます。天国や極楽浄土を信じられる人には、その信仰を支えます。また魂の不滅を信じて、盆暮れに家に戻ってくることを信じられる人には、その思いを支えます。また輪廻転生を信じている人には、そのことを支えます。患者は自分でイメージした死後の世界を夢見て、将来への希望を繋いでいきます。

死後の世界をイメージするのを助けることで、患者は将来への希望を見出すことが多くあります。日常の生活では非合理的と排除されますが、死後についてのイメージを育てることは死に直面している人を支える場合には大切なことです。

また、「死んだらもう終わりです」、「死んで灰になるだけなら、好きなように生きたい」、「生きていなかったら、私には意味がない」、などと死に直面した患者は訴えます。死後すべてのものが無に帰することに耐えられないのです。また死後すべてのものが灰になることを認める人でも、自分の事業、業績、作品、子孫、名前、家名を後世に遺しておきたいと願う人が多くいます。それもできない人では、「自分が生きていたことだけは、一人でもいいから憶えていてほしい」と言う人もいます。人は肉体的存在は消滅しても、その他の形で自分の存在を遺しておきたいと願います。

死の間際まで絵を描き続けて、家族に遺して逝った患者がいました。また、家族との会話を頻繁にもちながら、家族の心の中に自分の生き方、価値観、家族への愛情などをはっきり遺していった老人がいました。自分の存在が家族の中にいつまでも遺ることを確認できて安心したようでした。また医療者チームとの出会いが素晴らしく温かなものだったので、患者は「この真実（チームの自分に対する愛、看護婦の純粋なケア）だけはいつまでも残りますね」と言っていました。

このように後に自分の生きていた証《あかし》が残ることを人は望んでいます。スピリチュアルケアでは、そういった患者の心の願いに耳を傾けながら、その思いを引き出し、それに気づかせて、励ましていきます。

第6章

チームによるケアが大切なわけ

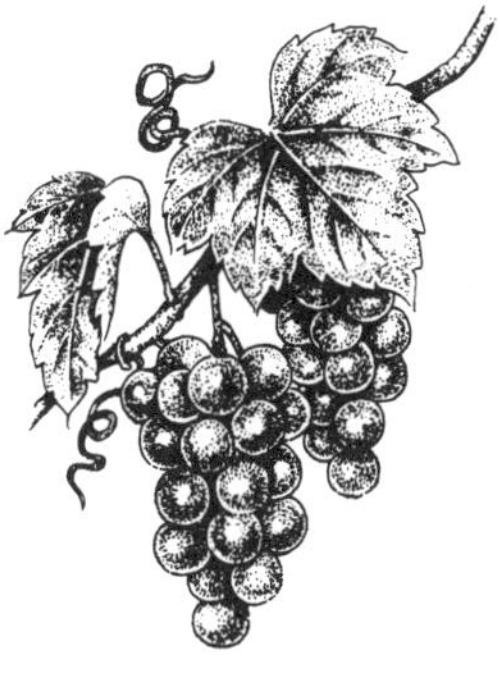

医療を担う役割にはたくさんの部門があるように、スピリチュアルケアを担う援助者にもたくさんの人たちが必要になります。特に人間のスピリチュアルな面は患者の深い人格や価値観に関わるものですから、日常生活では心の底に押し込んでいるものです。それだけに援助者が患者の人格、生き方、人生観などを深く理解していなければ、患者は心を開いてくれません。ですからチームの構成員の年齢、性別、職責、立場、患者との関係などを考慮することは大切なことです。

たとえば、権威主義的態度、優柔不断な態度、不誠実な態度、高慢な態度、他人蔑視の態度が少しでも見えると、患者はおざなりな返答をするだけで心を開いてくれません。しかし、人の弱さや脆さに優しく接する態度や悩み苦しむ人のそばに一緒にいる忍耐と共感的態度をもつ人には、患者自身の方から心を開いてくるものです。大切なのは患者が肩を張らず、遠慮せず、警戒心や不信感を持たずに真実な自分を表出できることです。

そこで、医療にあたる者の中からチームを形成して、数名の者が協力しあって援助にあたることは有益です。患者の性別、年齢、結婚歴、生育歴、職業、人柄、価値観、人生観などを考慮して、患者が一番信頼関係をつくりやすい人たちでチームを形成することが肝心です。ただ、それぞれの援助者と患者との関係は同じでなくともよいのです。一方で、患者が心を開いて自由に自分の考えや感情や願望を話せる人が必要ですが、同時に、一歩距離を置いて尊敬の念を持ちつつ自分の人生について相談できる人もチームの中にいると患者にとって助かります。

また自尊心の強い人は、自分の弱さや醜さを人に話すことがたいへん苦手です。このような人は自分の自尊心を保てる人だけにしか心を開きません。特に病院の中では職責をもたないボランティアの人などには心を開いてくる患者もときどき見られます。その意味でチームの中にボランティアの人が加わるのもとてもいいことです。援助者が多ければそれだけスピリチュアルニーズを多角的に把握することができますし、またそれに応えることもできるはずです。援助者の顔ぶれが多彩であれば、患者自身は自分の問題に合った援助者を選んで話をすることができます。

ただ、チームの人数が多い場合、メンバー同士の意思疎通をよくし、患者の細かい変化を敏感に受け止めて対応していくことが必要になります。チームの中で綿密な協力体制をつくり、ひとりの援助者が都合がつかないときでも、別の援助者が患者のスピリチュアルニーズに対応できるようにします。スピリチュアルケアでは、援助者がいつも患者のそばにいて対応してくれることが、一番大事なことです。それが、患者の心を開かせる第一歩でもあります。

第7章

ケアの実践者が問われるもの

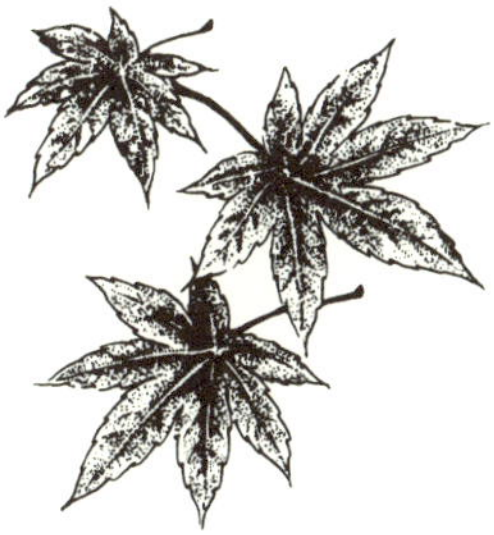

●優しく、誠実であること、勇気をもっていること

スピリチュアルケアの実践を難しくしている問題は、スピリチュアルペインが非常に個人的、人格的、内面的な問題である点です。そのために患者は過去の人生での自分のすべてを披瀝しなくてはならないことが出てきます。患者は、離婚、自殺未遂、人工中絶、破産、家庭崩壊、経済破綻、借金、不登校、麻薬経験、貧困、落第などを経験しながら人生を生きてきている人たちです。死の現実はその人の人生を回想させていきますから、しばしば過去のつらい経験を思い起こさなくてはならないことになります。

患者にとってそういった過去の自分自身と対面することは容易ではありません。また援助者にとっても心の重い作業です。見たくないもの見、聞きたくないものを聞かせられることもあります。また、援助者自身も同じような経験をしてきている場合、その経験を蒸し返されるようなことになり、援助者自身が心に傷を負うこともあります。また時には、援助者の価値観や倫理観が顔を出してきて、患者をあるがままに受け入れられず、「弱虫」、「悪者」、「不道徳者」のように判断してしまうことがあるのです。

しかしながら、スピリチュアルケアの援助者は特定の人に限りません。むしろ、患者のスピリチュアルペインをどれだけ感知できるか、また、ともに考え、生きる力や希望をともに見つけ出そうとする意志と熱意、それに愛情がどれだけあるかが重要です。

そして、誰が援助者になっても、その人自身がケアの道具（ツール）になります。ですから援助者の性別、年齢、立場、経歴、人生観、宗教観など、すべてがケアに反映します。私の個人的経験では、特に自分の人生をどのように生きてきたかという「生き方の姿勢」や「人生観」などが大きな比重を占めるように感じます。

たとえば愛する者を失った経験をもつ人は、人の心の痛みにふれることのできる共感的感性を身につけています。愛する者を失ったときの、あの無力さ、あの悲しみ、あの孤独感を経験として知っているので、優しさの意味が理解できるのです。

このように経験を通して得た特質が、実際の援助の場面では生かされてきます。患者が自由に回想し、表現し、自分の人生を受けいれることができるように援助するのが援助者の役割です。そのためには援助者が患者のきわめて個人的で内面的な事がらに深く関わる人格的成熟と患者への愛情、そして人間全体への積極的肯定の姿勢を持っていることが重要に思えるのです。

次にいくつかの要件をあげてみましょう。

［1］優しいこと

援助者の優しさは痛み苦しむ患者にとって、非常に慰めとなるものです。「優」という漢字は人偏に憂という字を書きます。相手の心の悩みや苦しみを理解できることを指しています。重い病や死に直面した人は、健康なときには経験しなかった多くのつらいことを経験しています。その経験を伝えるには多くの言葉を費やさなくてはなりません。言葉でいくら語っても言い足りないほどの経験をしている患者には、わかってもらえないという不満足感、わかってほしいという願望があります。

優しさは相手の言い足りない言葉を補って、言いたいことを理解し、受け止めることです。だから、優しい人には、何でも聴いてもらいたくて患者は話します。自分をあるがままに受け止めてもらえれば、患者は安心感と安らぎを感じます。心の底から「生きていたい」、「生きていられそうだ」という希望が湧いてくるのです。

優しさは痛み苦しむ患者に生きようとさせる魔法の力をもっています。患者が目に見えないスピリチュアルなものを認めようとするときには援助者の優しさは不可欠です。優しさの反対は、人の苦しみや痛みをともに負おうとしない無関心さです。また、無感覚、無視も優しさの反対です。意図的に無視しなくても、人の痛みや悲しみに無感覚であると、患者に冷淡として受けとられてしまいます。

［2］誠実であること

誠実さはスピリチュアルケアで援助者に求められる条件の一つです。誠実の誠という漢字は「言」偏に「成」と書きます。言葉の通りにするという意味です。言葉と行為が一致している人には、人は真心を感じます。痛みや苦しみを負った人が一番嫌うのは、裏切られたり、考えていることが期待はずれで終わることです。

患者は医療スタッフの言動をよく見ています。裏表のない行動や相手によって異なる態度や手抜きした行為を見ると、そこに不誠実さを見てとります。

誠実であることは、容易ではありません。患者の思い通りに動くことが誠実でもありませんし、患者のわがままをかなえることが誠実でもありません。むしろ患者にとって一番重要なことを判断できること、患者が抱えている痛みを正しく見て取ることが大事です。それには偏見や先入観をもたず、患者の訴えや痛みに耳を傾けて、患者をあるがままに受け止め、患者が必要としていることに応えることです。

患者は援助者の誠実な態度が見えると、心を開くようになります。自分の弱さや醜さを隠さなくてもよいという安心感が生まれ、患者自身から心を開いて魂の苦しみや痛みを語り始めます。患者が安心して治療に専念し、医療者に自分の人生を任せられるのは、このような信頼関係があるときです。

［3］勇気をもっていること

重篤な病や死に直面した患者は、しばしば失望と深い落胆を経験します。いったん死を覚悟しても、また生への希望が湧いてきて、現実と願望の間で苦しみます。肉体的には死が迫って来ていても、そのことを否定したり、無視したりする傾向が患者にはあります。そのために現実から逃避して、無益に時間が過ぎてしまったり、なすべき和解や問題解決を遺したままのこともあります。

スピリチュアルケアの実践者には、人生への勇気の資質が求められます。患者の遺された時間を一緒に前向きで生きようとする勇気です。どんなことが将来襲ってくるかわかりません。患者は呼吸困難に陥るかもしれません。コントロール不可能な激痛が襲ってくるかもしれません。痛みや苦しみのために、悲鳴をあげるかもしれません。それまでに築いてきた信頼関係も崩れるかと思えるほどに、患者と援助者の関係が疎遠になるかもしれません。しかし、どのようなことが起こっても、将来に失望したり、諦めたりしないで、積極的に患者と一緒に生きようとする勇気、それが必要です。

たとえば、ベットのそばに行っても患者は黙したままで見向きもしないときがあります。それでも二人の関係が残っていることを信じる勇気が必要です。その信じる勇気は、患者にも伝わっていくものです。黙っていても患者は自分に心を注いでいてくれる援助者の心に支えられていきます。

勇気は言葉だけで表現できるものではありません。危機的状況の中でこそ勇気が必要とされ、その真価を発揮するものです。勇気があるところには希望があり、未来が開かれてきます。スピリチュアルケアがなされるとき、この勇気が援助者には必要です。援助者から醸し出される勇気は、患者に自分を超えたものに委ねることを可能にしてくれるのです。勇気の反対は、失望、投げやり、諦め、自暴自棄です。それだけでなしに、忍耐のなさ、自分勝手な即断などです。これではスピリチュアルケアはできません。患者が自分にとって最も大切なものに出会うには援助者の中から醸し出される勇気を必要としているのです。

この他、援助者の「忍耐」、「明るさ」、「温かさ」、「前向きの姿勢」、「開放性」、「集中力」、「共感性」などが大切です。つまり、援助者には多くのことが求められています。全ての援助者が全ての条件を満たすことはできないかもしれませんが、患者との信頼関係がなくては援助はできないことは確かです。また、援助者自身が死を恐れていては、死にゆく人を慰めることができないのも確かです。

●物事に対する考え方、観方について

臨床の場面では、スピリチュアルケアの援助者はいつも自分のケアの不十分さを思い知らされます。重い病を負って死に直面している人と「人として関わる」という大きなことをしているからです。ですから、もし自分が患者の立場に立ったらどうしてほしいかを常に考え、そのための自己訓練が大切です。患者の小さな痛みにも気付き、たとえどんなに大きな問題でも逃げ出さないことが必要ですが、それは援助者自身の人間的大きさや愛情、真実の純粋さ、深さに関わることですから、目には見えませんがいつも自己訓練していかなくてはなりません。援助者自身が大きくなるだけ、援助の質が豊かになっていきます。そのために継続して学ぶ必要があります。

［1］人間観

援助者には正しい人間観が必要です。患者を人間として見る目が欠かせません。人間が人間で

あるとは、どういうことかを知らないと、かわいそうな患者としてしか見ることができません。患者は、病気をもっているために医療者の世話になっていますが、健康ならば自分のことは自分でできる人間なのです。世話になるために頭を下げたり、また肩身の狭い思いをするしかなかったのです。患者のプライド、人権、尊厳、歴史などに十分配慮をする必要があります。基本的な人間理解ができていれば、どのような援助も可能になるはずです。また人間をスピリチュアルな存在として認識することも人間理解の基本です。

［2］疾病観

病気に対する正しい理解も援助者には重要です。病気の治療は医療者の役割ですが、病気に対する必要最低限の知識は、ケアの全体を理解したり、計画を立てて患者に向き合うときの助けになります。また身体的苦痛を理解したり、患者への共感の助けになります。

しかし、援助者にとってもっと大切なことがあります。病気であることを不幸、不運であると受け止めることを絶対にしないことです。私たち健康な者の多くは、病気を悪、不幸、不運と認識し、その結果、病人を不幸な人と見てしまいがちです。しかし、実は病人が不幸なのではありません。病気を不幸と決めつけ、病人を不幸な人とする意識こそ問題なのです。援助者が積極的な目で観察すると、患者の中にある「豊かさ」、「強さ」、「成熟」、「人間性の豊かさ」、「思いやり」などがあることに気がつくはずです。

［3］人生観

援助者がしっかりした人生観をもっていることは非常に大切です。患者が苦しみの中から、すべてのことを否定的、消極的、拒否的に認識しようとするとき、援助者の肯定的、積極的人生観が、患者にも、援助者自身にも助けになります。

共感的態度をとることと、患者の否定的人生観を受け入れることとは同じではありません。患者の苦しみ、痛み、悲しみに共感しながら、見上げるべき希望、未来をみることが、援助者にとって重要です。援助者自身が患者の末期状況に絶望しているならば、援助などできません。援助者がどこに患者の生きる可能性を見つけだすことができるのか、それは援助者の広い人生観にかかっています。ですから援助者が自分の人生観を幅広く、多様性のあるものにしておくことも重要です。

［4］世界観

世界観は患者が狭い見方しかできなくなった時、広く違った角度から患者の存在をとらえ直させてくれます。自分の殻に閉じこもり周りの世界が見えなくなってしまう時、援助者は患者の視野を広げ、多角的視点から自分を観ることができるように援助します。なかでも、患者の過去、現在、未来を見渡しながら、特に患者の「今と将来」を見ることが重要です。患者には、美しい思い出が一杯ある人もあり、悲しみだけを背負って生きてきた人もいます。援助者はそれぞれの人生を見定めながら、患者の「今と将来」を支え、かつ開かれた可能性に向かって患者を支えていきます。

［5］死生観

人生は生きている時が全てであると考えているなら、死にゆく人へのケアはつらくて続けられません。患者の中には、この生身の生命しか信じられず、死んだら終わりだと嘆く患者もいます。このような患者が遺された人生を希望と勇気をもって生きられるように援助するには、援助者自身がそのような死生観をもっていることが必要です。

特に、この地上の人生がすべてであると考える患者にとっては、死後の世界が信じられません。それだけに肉体的生命に執着しがちになります。肉体的生命しか信じないと言いながら、一方で自分が死んだ後にも人の記憶の中に生き続けたいと希望している人も多くいます。

死生観とは、死と生に関する考え方、見方のことですが、その中身は、死観、生命観、死後観、肉体観、霊魂観など、いくつかのもので複合的に構成されています。なかでも死後の世界に対する観念が重要な部分を占めていますので、援助者は患者と死後の世界について十分話し合い、患者がそのイメージを育て、広げられるように援助していきます。

援助者が積極的死生観をもっていると、患者が否定的になり、自暴自棄になったときに、死後への希望や期待を失わずに生きることを促すことができます。ただし、その死生観も知識として知っているだけで、自分の身についたものとなっていなければ、意味がありません。自分の確信する内容となってはじめて、死を迎えようとする患者に真実なこととして伝えることができるのです。

［6］価値観

患者は自分の死を間近に控え、家族やまわりの人の世話になりながら生きています。回復の見込みがないので、世話になったことをお返しできないまま、最後は一人死んでいきます。病床のなかでいろいろ思い悩む患者は、限りない孤独の中で生きているといえます。そのような人にとって重要なのは、「する」（doing）ことではなく、「ある」（being）ことです。つまり今をどう生きているかという「生きる姿勢」、「人生の受けとめ方」、「患者とまわりの人との関係のあり方」が問題となります。ですからこのような視点から患者を見る目を援助者がもっていることが重要です。援助者の価値観は、患者の存在の価値や意味に大きく影響しますから、これは非常に大きなことです。

［7］自然観

援助者がもつ自然観はしばしば患者との会話では助けになります。自然の存在のゆるぎない確かさ、その恩恵の公平さ、太陽、風雨の変化の豊かさ、知り尽くせないほどの自然の神秘性、無限性などは、患者に慰めや励ましを与えてくれます。患者がすべてに否定的、拒否的、非受容的になったときなど、ただ黙って一緒に自然を眺めているだけで、心は慰められ、固くなっていた心は解かれていきます。また自然界に繰り広げられる生と死のドラマは、人間においても起きることです。それに気づくとき、患者はむしろ安らぎを感じます。そのようになったとき、自然の一部として自分を見ることができるようになり、死に直面しているありのままの自分を受け入れることがるできるようになっていきます。

援助者が自然に対して理解をもっていたり、自然に癒しの力を認めていたり、自然がもつ生命の輪廻に心を向けられるなど、援助者の自然観が豊かであればあるほど、患者は広い自然の中に存在する自分の存在を確かめることができます。

［8］家庭観

日本人の肉親に対する感情は簡単に割り切れないところがあるので、患者がどのような感情を家族にもっているかを見ることが重要です。日本人にとっては、家族に愛されているということは重要な要素です。家族の思い、感情、愛情、祈りが患者に向けられていることを患者に伝えることで、患者は慰められます。家族の話をしながら涙ぐむ患者がいます。感情の高まりは、家族との繋がりが深いことの現われです。

私の臨床経験からすると、家族への深い思いのある人には家族の平安への祈りが自然な形であるように思えます。心の片隅に家族が平穏無事に過ごせるようにという願望が隠れているように思えます。このような純粋で素直な思いは、形は祈りになっていなくとも、常に心の中で念じていたり、人間の目には見えない大きな対象に向かって語られていたりするものです。また、当然かもしれませんが、援助者が自分自身の家族との繋がりを深く経験していればいるほど、患者への援助もきめ細かいものとなります。

●宗教者・信仰者との関わり

すべての患者ではありませんが、宗教に深い関心と興味を持ち、宗教の勉強をしてみたいとか、宗教家と話してみたいという希望をもっている患者がいます。宗教的関心があり、自分の存在を支えてくれるものを探している求道心のある患者です。このような患者は、しばしば、病室に宗教的書物を持ち込んでいたり、市販されている宗教書や宗教啓蒙書や哲学書などを読んでいることがあります。もちろん、「聖書」や「般若心経」、「歎異抄」などの教典を読む者もいます。これらの患者には、それぞれの宗教の指導者に援助を求めるのがよいことです。宗教をもたない人が、知ったふりをして答えることは患者を傷つけることになります。

また、宗教者の中には、宗教に熱心なあまり、入信を強要する人もいます。宗教に入信することは大きな決断ですから、患者が十分納得するまで、時間をかける必要があります。ですから時間的余裕のある宗教者がよいでしょう。いずれにしても一度だけでなく、何度も足を運んでくださる方のほうが患者とよい信頼関係ができると考えられます。

第8章
スピリチュアルケアの実際

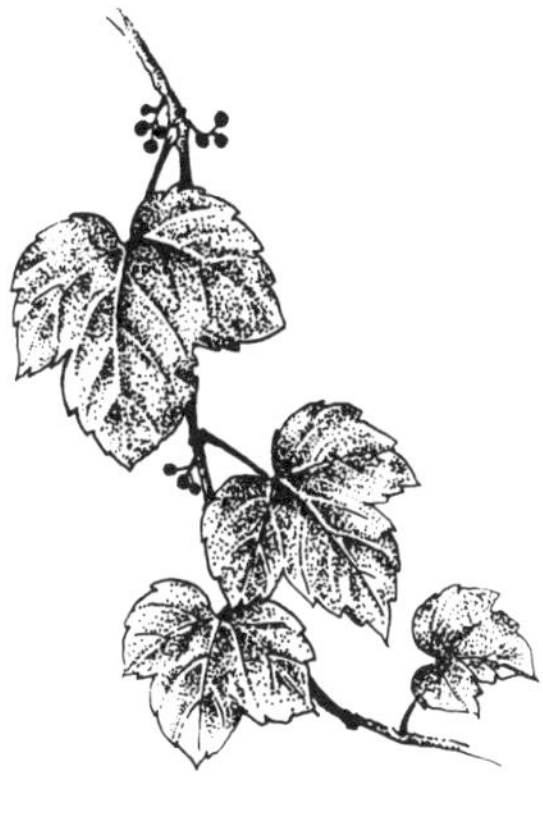

●患者のそばに座ってゆっくり話を聴く

患者のスピリチュアルペインを知り、そのニーズを満たすための最善の方法は、患者のそばに座ってゆっくりと話を聴くことです。心の通い合う信頼関係はゆっくり話を聴くことから生まれます。信頼関係が生まれてくると、患者は心を開き、スピリチュアルな問題を語ってくれます。「落ち着きのないこと」、「職業的に聞くこと」、「時間に急かされること」はあまりよいことではありません。患者自身が身構えてしまいます。患者が自由に肩を張らず、遠慮せず話せるように心がけることが大切です。

人は誰でも自分を知ってもらいたい、理解してもらいたい、自分のことを聴いてもらいたいという強い願望があります。ですから、それが満たせるような会話の流れをつくることが大事です。会話の流れを強制的に変えてはいけません。あくまでも自然の流れにまかせます。

患者は時に話したくないときもあります。その時はそれでよいのです。その時でもそばにいること、患者の気持ちに添って座っていることが大切なのです。会話はなくとも、そばにいることで心に満ちてくるものがあります。患者のために時間をとっていることを示せれば、患者と援助者の信頼関係は一層深まっていきます。

このようにスピリチュアルケアは、「患者のそばに座ってゆっくり話を聴く」ことに尽きるのですが、以下に示した方法は臨床で実際にスピリチュアルケアを進める上で助けになります。

[1] 写真や思い出の品物について語ってもらう

患者は自分の好きな写真をベットの脇に置いていることが多いものです。その写真を患者と一緒に眺めながら、話を聞き出すのはそれほど困難ではありません。写真を見ながら「私が一番お世話になった人です」と言った人がいました。「この人がいたことが大きな支えでした。自分も死んだら、もう一度会って〝ありがとう〟と言いたい」と言い、死後の再会を楽しみにしているようでした。死の先に大きな希望をもって一日一日を過ごしているようでした。

写真や思いでの品物を眺めながら、過去の人生をふりかえり、再解釈、再評価をすることは、患者が現状を受容するための援助につながります。写真や思い出の品物は直接的経験を再起させやすいので、病床での会話のためには有益です。またそれをきっかけに喜怒哀楽を表現し、苦痛や懐疑について心から話し合うことができれば、患者は心が軽くなります。

［2］音楽を一緒に聴きながら感想を話し合う

特に幼い時に聴いた童謡や小学唱歌に心を惹かれる人がいます。「ふるさと」、「赤とんぼ」、「ヤシの実」など、聴きながら、心を打たれ、郷愁に駆られます。また演歌が好きで、仕事上で困難に遭遇したとき、ずいぶん慰められたという人がいます。性別、年齢、職種などによって、その種類は異なりますが、歌や音楽が多くの人の魂を慰めていることは確かです。

昔聴いた歌や音楽は、いわば心のふるさとで、その人にとって生きる支えになっていたものです。それは過去から現在、未来を含め、自分の生を無条件に包み込んでくれますので、患者は安心し、安定します。心傷つき、失望し、緊張の連続で疲労した心に、そのような歌や音楽は容易に染み込んでいきます。そんなことをきっかけにして、生い立ちや今までの人生を振り返って、自己の人生の総決算（人生の肯定的評価）をすることができます。

また、音楽がもつ芸術性は患者の心に永遠や時間を超えたものを呼び覚ますことができます。特にクラッシック音楽には永遠を呼び覚ます響きがあります。また、人生の苦悩や賛歌もあって、患者の魂を揺り動かします。

［3］テープを聞いてもらう

気力が衰えた患者が読書することは、たとえ読書が好きな人でも困難です。カセットテープを用いて、耳だけの読書をすることは気力が減退していても可能です。時間的余裕がありますので、患者の中には二〜三時間継続してテープを聴く者もいます。また、次から次にテープを聴いている者もいます。比較的気楽に聴ける内容のものが好まれます。特に、自分と同じ病を持ちながら、くじけず、毅然と人生に立ち向かっていった人の話や伝記は患者に好まれます。病院によっては、読書ボランティアの人たちがいて、闘病記や体験記録を読んでテープにしてくれる人がいます。患者は自分の人生と重ね合わせて聴き、直面する問題への具体的解決方法も学ぶことができます。テープを聴いたあとで、患者は「すごいですね、私ももっと頑張らなくては…」と感想を言うこともあり、慰められ、励まされるようです。

また、テープの中に語られた人の人生に触れながら、その人の人生の価値観、人生観など、人生を支えているものについて話し合うことができます。その人が苦難をどう乗り切ったのかを知ることは、慰められるだけではなしに、患者の生きる意欲や希望につながります。

[4] 患者の「過去の体験」や「思い出」を語ってもらう

患者の中には自己の人生を否定的に受け止めている人も多くいます。特に、病状の悪化しているときなどでは、苦しかったことや、辛かったことが思い出されることが多いものです。しかし、第三者に話すことで、自分の歩んできた過去を客観的に見、かつ公平に眺めることができます。それによって、ひとりよがりな解釈や評価から解放され、良いこと、楽しかったこと、感動したこと、感謝したことなどが見えてきます。

このように、自己の生涯を全体的に評価し受け入れるための援助として、過去の体験を回想して話してもらうことは有益です。全体的に評価することで、自分の全生涯を貫き導いている不思議に気づいた患者もいます。特別意識していなかった事がらに大きな意思が働いていたと感じました。それは人生での新しい洞察で、「悟り」のようなものです。この新しい洞察を得たあと、患者の心が軽くなったようです。

[5] 自然や四季のうつろいについて語りあう

患者は入院すると医療を受ける時間以外は比較的余裕があるので、病院の内外のできごとに敏感になります。夜が自然に明けてくる事実に新鮮な感動を覚え、暗闇からの解放感や明るさを感じたりします。晴天、雨、雲の動き、小鳥が空を飛ぶ姿などに関心をもちはじめ、自然の移り変わりにも敏感になります。

自然の美しさに触れることを、患者は特に喜びます。四月のはじめに花見に出かけた患者が、桜の美しさや、青空の下で風が肌に触れるのを実感し、感動したことがありました。患者は、自然を実感することで、自然の偉大さ、優しさ、永遠性、公平性、普遍性の中にいる自己を再発見し、安心します。病室では外の自然に触れる機会は多くはありません。けれども、見舞い客が持ってきた花をゆっくり眺めて、花の色彩、形、輝きなどについて語り合うことはできます。普段気付かない自然の生命にふれることで人生への新しい理解、洞察を得ることがあります。

［6］小さな生き物に注目しながら生きることについて話し合う

小さな生き物が水中をすいすいと泳ぎ回り、可愛らしい小鳥がとりかごの中でさわがしく鳴いていることは、当然のことでありながら、患者の目には特別なことのように心の中に映ってくることがあります。健康なときとは全く異なった体験です。小さな生き物が象徴する無力さ、虚しさ、悲しみなどが、患者の心に去来する無力さ、虚しさ、悲しさと重なって共感となっているようです。

同時に、小さな生き物をしみじみと眺めながら、小さいながら確かに生きている姿に生きることの意味、価値を見出し、勇気や希望を感じることもあります。「私も頑張って生きなくては……」と言った患者には、小さな生き物の姿が励ましとなっているようです。また水槽の中の小さな魚や、草花のまわりにやってくる小鳥や昆虫のような小さな生き物との対話も、苦痛の中での慰めになります。

［7］宗教的関心や背景について話し合う

日本人のほとんどはその宗教を信じていなくとも、自分の家が浄土真宗や日蓮宗などといった伝統的宗教の一つに属していることは知っています。そして、その宗教に対しては反発よりも開放的態度をもっている人が多いようです。

健康で不自由のないときに宗教的関心や求道心は特別もっていない人でも、病気や苦痛の中で宗教音楽（賛美歌など）や宗教的閑話に関心を示すことがあります。ですから、患者の宗派を尋ねながら、若い時に両親に連れられて寺もうでしたことや、「七五三」で宮まいりしたこと、あるいはクリスマスに教会に行ったことなどないか、尋ねてみるのはよいことです。患者の中にはミッションスクールや仏教系の学校に通った者や、クリスチャンや仏教徒の友人や親族を持つ人もいます。そんな事がらを話題にしながら、患者がどんな宗教的関心や考えをもっているかを観察するのも大切です。

患者の中には宗教自体を嫌悪しているよりも、宗教者、宗教人、信者、信徒の生活態度、言動に反発を感じているひとも多いものです。特に、宗教や信仰を押しつけられた経験のある人は宗教に反発的、非寛容的です。そのような場合には宗教の本来的あり方と宗教人の態度の間にギャップがあることを認め、大切なのは、宗教が私たちに与えようとしているものに目を注ぐことであることを告げることです。このような会話の中から、宗教的関心を引き出し、宗教の価値を再発見しながら、宗教と正面から対面して、現在の自己と置かれている状況とを肯定し受け入れることができるように援助します。宗教について分りやすく説明を受けると、普段無視してきた人でも関心を示します。肉体的、精神的に苦しんでいますから、魂の支えを必要としています。

[8] 家族や親しい友人について話し合う

家族や親しい友人について話すことは比較的容易なことです。特に高齢者では、子供のこと、孫のことは喜んで話します。患者の誇り、喜び、期待などがそこには見られます。また、その名を世間に上げた人を友人にもっていると患者は喜んで話してくれます。患者の心を開いてもらうきっかけとして、家族や友人を話題にすることは有効です。

困難な人生を生きて来た患者の中には、家族だけが誇りという人もいます。財産や社会的地位はなくても家族が元気で協力的であることを誇りにする患者がいます。病の中にある患者にとって、家族の絆は実際的な価値をもっています。まわりの援助者が患者に同意したり、あるいは患者の恵まれた家庭環境に賞賛の意思を現わすと、患者と援助者との関係は深くなっていきます。それが患者の心の問題を話し始めるきっかけになることがあります。

家族や親しい友人を持たない患者もいます。現在、家族とは断絶状態という患者の場合には、注意が必要です。家族との関係の現状把握から始めます。この場合には、時間をかけてゆっくりと現在の家族との関係を聞き出します。聞かれたくないという患者もいますから慎重に注意深く尋ねる必要があります。ただ、家族との断絶状態にある患者にも、関係回復への願望があることを忘れてはなりません。死ぬ前に関係を回復して和解したいという願望を強くもっています。そのことをふまえたうえで尋ねることがとても大事です。

［9］人生の生き方について聞く

特に成功した人生を送ってきた人や数奇の人生を過ごしてきた人は、人生について語りたい気持ちをもっています。高齢者のなかには戦争体験、極貧生活、抑留生活など波乱万丈の生活をしてきた患者がいます。幾度となく話してきていても、また話したいと思っています。それらの経験談にはその患者の誇り、生き方、感じ方、価値判断、人生観、将来の希望などが隠れていますので、患者の年齢、人生経験などに注意しながら聞いていきます。

そのように話を聞いていきますと、いつしか患者は自分が数奇な人生、不思議な体験をしながら、現在生きていること、そのことの背後に何か大きな意思のようなものがあると気づくときがあります。それは患者の意思を超えたものから来るもので、患者に安心や安らぎを与えるものです。

だれの人生にも不思議な経験、説明のつかない事がら、人間的力を超えたものが働いているとしか思えないことがあります。このような経験に目を注ぎ注目してみると、普段は見過ごしにしていた事がらの中に不思議な生命や大きな意思のあったことが見えてきます。それは患者が自分のおかれた状況をとらえ直すいいきっかけになることがあります。

●扱いにくい問題を前にして

回答を尋ねられる問題で、簡単に応えられない問題があります。「なぜ」、「なぜ私が」、「どうしてこんなことが」などとしばしば尋ねられます。このような質問や疑問はスピリチュアルペインの表われです。簡単な回答はありませんので、援助者は回答を出さなくてはならないと焦る必要はありません。誰にも共通する回答はないと承知していればよいのです。

しかし、質問に対する直接的回答はなくても、回答を求めて苦しむ患者のスピリチュアルペインを和らげ、かつ、その中で生きていけるように援助することはできるのです。援助者は回答することに心を奪われず、道は必ず開かれると信じることが重要です。

解決するには時間が必要です。人生の難問に対しても、スピリチュアルペインに対しても、今すぐ解決しようとせず、時間がかかることを承知して、焦らず、慌てずに対応します。すぐに回答を出さなければならないと自分を責めたてずに、時間をかけてゆっくりと患者と一緒に解決への道を探るように努めることで患者は慰められます。

患者が求めているものは「なぜ私が」と不条理な人生への疑問に直接回答を示すことではあり

ません。患者が苦難のただ中にあるときには外部からのいかなる回答も的を得たものとはなりません。むしろ、患者と一緒に考え、見つけ出そうとする姿勢が大切です。そのためには焦らず、時間を十分とること、そして「なぜ私が」と尋ねている患者の悩みに忍耐と希望を捨てずにつき合うことです。時間をかけて傾聴しているうちに、患者が尋ねている「なぜ私が」と言っているものの中身、すなわち本当に悩んでいることが少しずつわかってきます。

扱いにくい問題はしばしば援助者の即断を求めてくるものです。「先生はどう思いますか」、「あなたはどう考えますか」と尋ねます。今、患者にとって大切なのは、援助者の判断ではありません。むしろ、患者が自分なりの判断ができるように援助することです。患者の判断という視点が大事です。

第9章

事例検討——自己嫌悪から自己受容に至ったQさんの場合——

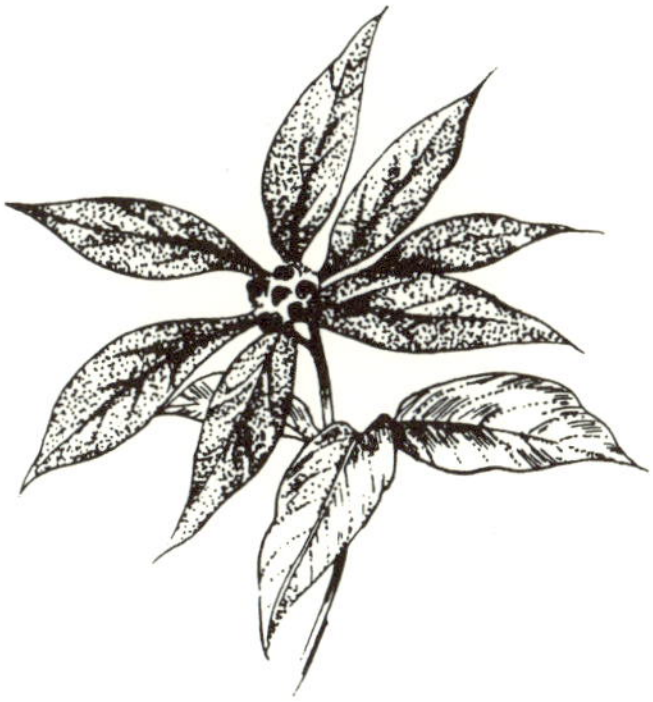

三十五歳の女性で、子宮がんの手術後、病状は進行している。がんと診断された時、詳しい病状はQさんには説明されていなかった。夫とは死別しており、現在小学生の娘（八歳）と母親がいる。父親(六十二歳)は大工で現場を渡り歩いていて、精神的にも経済的にも頼りにならなかったので、患者の勤務先の社長が相談にのってくれて、総合病院外科病棟に入院している。

●入院までの生活

ベットの脇のテーブルの上に、年老いた母親と娘と自分の三人が一緒に写った写真が一枚載せられている。数年前、三人で旅行した時の写真である。

大工である父親は、人づきあいが下手で、酒癖が悪く、いつも仕事が長続きしない。現場を転々とする父親に連れられて、Qさんは母親とともに全国を渡り歩いた。そのたびに転校したので、

Qさんには親しい友達ができなかった。母親も働いて生計を助けていたが、そのお金は父親の酒代にほとんど消えていったという。

中学校を終えると、田舎の町工場でラジオ組み立て工員として働いた。二十歳の春、同じ職場で出会った青年工員と親しくなって結婚し、小さなアパートの一室を借りて新しい生活を始めた。幼い頃から、渡り鳥の生活をしてきたので、夫婦二人の落ち着いた生活はQさんには嬉しかった。安い給料の中から将来のためにと貯金をし、夫婦共稼ぎで家庭を築けることが生きがいになった。「財産もなく、社会的地位もなく、学歴もない。しかし、愛する夫がいて、住む場所があり、働く職場がある」、それだけでQさんは嬉しかった。

母親は時々はがきで居所を知らせて来た。その便りには「年老いて働くのはしんどい」とあり、また「二人でいい家庭を築くように」と励ましの言葉も添えられていて心が熱くなった。わがままな父親についていく母親の苦労を思う一方、その母親の言葉に励まされいい家庭を築きたいと勇気が出た。

結婚して五年目の冬、会社の製品を車に載せて注文先に届ける途中、交差点で横から来たトラックに衝突されて、夫は即死してしまった。先方の青年の信号無視が原因であった。葬儀がアパートで執り行われたが、親しい者だけの小さなものであった。

皆が帰って、赤子の娘と座って遺影を見たとき、悲しみが込み上げて涙が止まらなかった。同時に、一言も言わず、娘と自分を遺して逝ってしまった夫が恨めしかった。やっと掴みかけた幸福を奪い取られたようで、自分だけが悲惨な目に会っている感じがした。家族三人で築き上げてきた「生きがい」が突然なくなり、生きる目的が消えてしまったような空虚感に襲われた。

二月になって、Qさんは身体の不調を感じるようになった。仕事が忙しかったので、少し疲れているのだろうと思った。それに生活が自分に重くのしかかっていたので、自分の健康など気にするゆとりもなかった。腹が痛くて起き上がれなくなってようやく医師の診察を受けた時には、すでに子宮がんが相当進行していた。その時、医者はQさんには詳しい説明はせず、会社の社長が親代わりになって医師からの説明を聞いた。

手術の結果、予後はよくないとわかったので、医師は家庭の事情を察して、社長同席でQさんに子宮がんであることを告げた。病状が進行していることは伝えず、最善を尽くすからQさんも頑張って治療に励むようにと促した。Qさんは一人娘のためにも、どうしても元気になりたいと決心する。老いた母親が娘を世話をするために来てくれた。母親は孫娘が幼稚園から戻るのを待っては、病院に見舞に来ていた。Qさんは母親に悲しい顔を見せないようにしていたが、頼る者のない三人はどこか肩を張っているように見えた。

●看護婦の関わり

ある晩、準夜勤の看護婦が消灯後病室を見回ると、Qさんは暗闇の中でベットの上に座り、ゴソゴソと何かをしている。看護婦が声を掛けると、「寝つかれないので、手荷物の整理をしているのだ」と言う。また「年老いた母親と幼い娘の将来を考えると胸が痛くなり、どうしたらいいのかわからない」と涙ぐむ。年老いた母親には、経済力も頼るべき人もいないので、不安でたまらないと言う。看護婦は、「自分がどれだけ力になれるかわからないが、言いたいことがあれば自分に言ってほしい」と伝えた。この看護婦は病棟婦長をしていたが、結婚せず病身の母親の面倒をみてきた。しかもこれまでも身寄りのない病人や年老いた病人の愚痴や不満に耳を傾けた経験をもっていた。

看護婦が「少しお話を聞かせてもらいましょうか」と尋ねると、Qさんはベットを降りて、廊下の端にあるソファに腰掛けた。静まりかえった病棟でQさんは少しずつ口を開いた。

Qさんは自分のために時間を作ってくれたこの看護婦の気持ちが嬉しかった。自分の人生を振り返りながら、つらかった幼い時の孤独感や、転校先の学校で精一杯友達をつくろうと努力したこと、娘時代に自分の運命について悩んだり苦しんだりしたこと、その当時、宗教にも関心をもち、自分の人生の不幸の原因がどこにあるのか考えたこと、そして学校を終えて就職し、貧しいながら小さな幸福をつかんだ時の嬉しかったこと、さらに、いつも母親を安心させたいと思って来たこと、そして、夫と力を合わせて家庭を築くことが、貧しくても少しも苦にならなかったことなどを話した。けれども、夫を交通事故で失ったときには、もうこれで自分の人生は終わりだと思ったと言う。しかし、まわりの人々の理解と好意に支えられて、とにかく娘の成長を支えにして生きて来たと言う。

ひとつひとつを話しながら、Qさんは「どうして私にはこんな人生しかないんでしょうね」と尋ねたが、看護婦には答えなどわからなかった。看護婦が「お話を聞かせていただき、ありがとう。いろいろな経験をして来られたんですね。今聞かせていただいて、今までよりあなたがよく理解できるような気がします」と答えると、Qさんは安堵の表情を示し、自分がわかってもらえたという感じがしたようだった。看護婦はQさんを自分がどれだけ支えられるか不安であった。自分の経験を数段こえる苦しい経験をしていたし、抱えている問題が大きかった。ただ「またお話したいことや誰かに聞いてもらいたいことがあったら、私を呼んでください」と伝えた。

この会話の後も毎日看護婦はQさんと顔を合わせ、身体の容態を尋ねた。以前よりも心を開いて信頼の情を示してくれたように看護婦には感じられた。それと同時に、だんだん身体が悪化してきており、身の回りのことなどを頼まれることも多くなった。母親は孫娘の手を取って見舞いに来ていた。経済的なことや医療費の支払いのことがわからないというので、看護婦が相談にのったり、病院の担当者が相談に入った。

その頃からだんだん症状が進んできて、Ｑさんがはじめ期待したようには快復しないので、いらいらすることがあった。焦りや失望感があったが、それを口に出すことを躊躇している様子が見えた。看護婦がベッドのそばに行くと、手を握って離そうとしない。看護婦が「泣きたいときは泣いてもいいんですよ」と言うと、抑えていた感情が吹き出たように、「先のことを思うと不安でたまらない」と泣いた。このことでは医療ソウシャルワーカーが相談にのることになった。

●チャプレンの介入

一方、Ｑさんに看護婦からチャプレン（病院付牧師）にも話を聞いてもらったらどうかと打診したところ承諾したので、チャプレンがQさんに関わることになった。看護婦からチャプレンに今までの経過の説明や予後のことなど伝えられた。以前に、この患者とチャプレンが会ったことがあったので、特別の違和感もなく訪室が始まった。

病状は悪化しており、気分のよい時と悪い時があった。悪い時には、自分はもう治らないのではないかと悲観的になったり、絶望的になる時もあった。少しも快方に向かわないと苛立った。また早く退院しないと経済的にも困ると訴えた。チャプレンは、患者には泣きたい時には、泣いてもよいし、怒りたいことがあったら、感情を抑圧したり、合理化したりせずに自分（チャプレン）にぶつけてもよいと、感情を外に表出するように促した。患者が自分の本当の感情に気づき、受け入れることからしか、本当の自分と対峙することはできないからである。

Qさんはいくつか問題をかかえている。自分の病気のこと、病気になったことで起こる経済的な問題、幼い娘と年老いた母親のこの先の生活のこと、そしてこんな時少しも役に立たない父親のこと、また先に亡くなってしまった夫のこと、そういう問題に対するQさん自身の本当の気持ちを自分で知ること、そして受け入れることが、Qさんにとってこの時必要なことであると、チャプレンは考えていた。

チャプレンは、毎日訪室してベット脇の椅子に腰掛け、Qさんの悩みや苦しみをじっくり聴いた。キリスト教の話をときどきしたけれども、格別キリスト教を押しつけるようなことがなかったから、Qさんも警戒する様子はなかった。だからQさんは自分が生きて来た人生を回顧しながらつらかったこと、嬉しかったことなど心にあることを自由に話した。
この頃チャプレンはQさんの状況についておおよそ次のようにまとめている。
(1)自分は不幸ばかり背負って来たと思っている。
(2)死は恐れていないが、娘や母親に苦労をかけていることを心苦しく思っている。つまり人に迷惑をかけていると思っている。その感情の背後には父親がわがまま勝手な生き方をして、家族に迷惑をかけて来たことも影響しているように見える。そのため、自分の人生を受け入れるのに苦労している。
(3)しかし、宗教音楽（特に賛美歌）には心が引かれ慰められることが多い。宗教の話を聞くのも好きであった。
(4)宗教や信仰に無関心に生きて来たので、宗教に積極的な関心は見られないが、宗教が嫌いではない(面接では青春時代に宗教に関心を示したことがあったことがわかっている)。
(5)現在は死のことよりも、元気になることに心が集中している。また、幼い娘と年老いた母親のことに一番心を痛めている。
チャプレンは患者の悩みや不満を聞きながら、Qさんの上にのしかかっている運命を見つめ、Qさんに共感していた。肩を張ったり、背伸びをしたりすると、かえって自分が苦しくなるから、強がらず、見栄を張らず、大きな流れにに自分を任せるようにと話す。

この時点になると、Qさんは宗教にも関心を持ち始めた。「あなたはなぜクリスチャンになったのですか」とチャプレンに尋ねたり、「人間って弱いですね。クリスチャンになったら強くなれるんですか」、「小学校時代に一度だけクリスマスに教会へ行ったことがある」、「病院で放送される賛美歌を聞いていると心が慰められる」など、宗教に関係することが話題になるようになった。それも、否定的感情よりも、むしろ積極的感情や間接的ではあるけれど、求道的感情が表現されるようになった。

抑圧されていた「怒り」や「不満」、「自己否定」の感情がチャプレンによって受け止められたことで、徐々にあるがままの姿を見せるようになってきた。そして弱い自分を受け入れてくれるもの（つまり人間の存在を超えた大きな意思、力、自然、神仏など）を求めるようになった。

また自分の人生が無駄でなかったと認めたい願望も見えてきていた。チャプレンは患者が精一杯生きて来た「生きざま」に励まされることが多いこと、また、自分も弱さをたくさん持っている人間であることを話した。その言葉に病人が共鳴したらしく、弱さを認めることが人生の敗北者にならないと感じて安心したようであった。「母親を見ていると、可哀想にも思うし、手助けしなくてはと思う」と言う。反面、特に自分で自分の人生を嫌っているところがあり、心の底で自分を生んだ両親を憎んでいたことに気づき、赦さなくてはならないと思うようになる。また事故で死んだ夫への怒りも、口に出し始めてから少しずつ薄れていくようだった。

それからしばらくして、「最近、心が軽くなった気がします」、「過ぎ去ったことをいくら悔いてもしかたがないと思えるようになりました」、「これが私の人生だったという気がして、大切にしなくてはと思います」、「小さな生きものが一生懸命に生きているのを見ていると、元気が出てきます」、「いつか夫に再会できるのを楽しみにしています」、「一日一日精一杯生きることが大切な気がします」などと言うようになった。

はじめの頃の縋うような表情が消えて、人生を自然に受け止め、今ある生命を懸命に生きようとする様子が見えた。毎日、見舞に来る母親と娘に「ごめんね、苦労かけて…」、「ありがとう、ありがとう」と繰り返し言っていた。そして娘の手を握ったり、頬を触って自分の肌の温もりを伝え、娘がベッドで昼寝するのを細くなった腕で抱きかかえていた。

先の看護婦はあたかも自分の姉を見守るように親身になってケアをし、患者は妹に甘えるかのように、自分の苦労話をし、心の痛みを語った。看護婦は、人生を精一杯生きてきたあなたが美しく見えるし、看護婦の自分を力づけてくれると話し、看護婦に「生きがい」とか「仕事への勇気」を与えてくれるのは、患者の人生や生き方に触れることができたときであるとも語る。

チャンプレンが最初にQさんの状況をまとめた時から、四週間後のQさんは以下のようである。

(1)自己の人生への否定的意識や被害者意識が消えて人生に受容的になった。
(2)他人の世話になることへの意識も変わり、肩を張らずに生き始めている。
(3)ただ、長く生きることだけを考えていたことから、質的人生を送りたいと考え始める。
(4)宗教音楽や宗教の話を聞くことを好み、慰めを感じている。しかし、必ずしも入信するまでにはなっていない。

(5)はじめの頃と同じように、今でも死ぬこと自体よりも「別れ」をつらいと感じている。
(6)死後の生命について「自然に帰る」、「永遠の世界」という意識が芽生えてきている。
(7)また死後の世界で親しい者との再会を期待している。
(8)死後、家族の心に覚えられていたいと言う。
(9)自然が慰めになっている。
(10)自然や宇宙や歴史を支配しているものがあるとの観念が芽生えはじめている。

これらからは、自分の人生を積極的に評価できるようになってきていること、死への不安や恐怖も薄らぎ、肩を張らず、娘や母との時間を大切にすることに意味を見出しはじめていること、死後についても、先に逝った夫との再会を楽しみにしはじめていることなど、明らかに変化がみられる。

Qさんはまだときどき自己嫌悪や人間不信に陥ったり、将来に虚無的になることがあり、苦労の多かった人生の受け止め方に苦しんでいるようであった。患者の人生に価値と目的があったと受け取るか、あるいは、なかったと受け取るのか、その受け取め方を決めかねているようであった。

また心の奥に抑圧された怒りがあるようなので、それから解放されるように、チャプレンはQさんに、マイナス感情を表出することを恥や悪と思わず口に出して表現するようにと促した。チャプレン自身も自分に不平不満があって赦せないときがあり、その時は自分をよく理解してくれる人に、思い切り自分の心のうちを話すということや、愛されるということは、自分の「弱さ」や「醜さ」、「汚れ」や「破れ」を告白しても受け止めてくれることであること、などを活題にした。

ときどきQさんはキリスト教への関心を示して、「信じたら、人間が変わるんですか」、「キリスト教は西洋の宗教じゃないんですか」とか尋ねるようになった。それは、知的な好奇心であると同時に、自己の肉体的、精神的弱さを痛感しての求道心でもあるように見えた。チャプレンはキリスト教を押しつけることはなかったが、人間は神から出て神に帰ると信じていること、人間の目には見えないが、人間を見ていて下さる方がいると信じているなどと伝えた。Qさんがキリスト教に関心を示していることがわかっていたので、この程度のことは伝えてもよいと判断してのことである。Qさんはキリスト教に入信することはなかったが、ある看護婦に、自分が大きな力に支えられている気がすると話したという。

老いた母親と娘と病院のスタッフに見守られながら、八月のまだ暑い夜、Qさんは静かに死んで逝った。三十五歳の若さであった。

●事例検討

このQさんのケースをスピリチュアルケアの側面から検討してみます。

Qさんは幼い頃から、信頼できる人間関係を作ることに困難があり、「いい人」として振舞うことが多かったので、その分マイナス感情を抑圧してきている。看護婦が患者を親身になってケアしたことで、姉・妹のような信頼関係が生まれ、この関係が患者の孤独感、人間不信、虚無感を和らげ、自己を取り戻すのに役立った。また、患者が無価値感や無気力に襲われたとき、妹役の看護婦やチャプレン、その他の医療スタッフが、その患者の感情を真正面から受け止め、かつ患者の精一杯生きている姿が、自分たちにとって大きな励ましになっていることを伝えた。その言葉によって、Qさんは精神的に励まされたし、自分の存在にも意味があると思えるようになっている。病気になった自分を無価値な存在と見ている者に、新たな存在の意味と価値を発見することを援助できたという点で、スピリチュアルなケアができたといえよう。

このように、患者と看護婦との信頼関係は、患者の心の苦痛や怒り、憎悪、恥、劣等感などの感情を抑圧から解放できたが、それだけではなく、さらに進んでスピリチュアルなことがら、自然や神仏や運命へと関心を拡大していく「きっかけ」になっている。チャプレンが「ケア・チーム」の一員となったことにより、人間を超えた大きな存在、永遠や真実、愛などといったことでQさんの関心を受け止めることができるようになった。永遠、無限、絶対的愛、絶対的真理、運命などといった人間同士の枠組を超えた中で自分の存在を見直すことができるようになると、「今、体験している苦痛、苦難」は相対化されて、距離をおいて見たり、あるいはその苦難を別の角度から見ることを可能にしてくれる。Qさんの場合も、その意味ではチームで力になれたと思われる。このような援助はチャプレンだけができるというわけではない。人生や魂の問題などを広い視野からとらえることができれば、誰でも可能である。

はじめQさんは、宗教的なことに無関心、無関係に見えたが、話が進んでいくうちに過去にクリスマスに教会へ行ったことや、賛美歌を聞いていると慰められることなど話すようになった。また、宗教を嫌っているのではなしに、宗教に特別関心を持たないで生きて来ただけで、宗教の話や宗教音楽、特に賛美歌を聞くと心が深いところで慰められるということもわかった。スピリチュアルケアと宗教的ケアは同じものではないが、宗教は時に患者に慰めや希望をもたらすことがある。Qさんは最後まで宗教に入信することはなかったが、宗教音楽や宗教的雰囲気がQさんの魂を慰め、励ましたことは事実である。このように宗教の話や宗教音楽など、また宗教的絵画、装飾品などがスピリチュアルケアの補助的役割をすることがある。

Qさんはキリスト教に関心を示したものの、入信は希望しなかった。キリスト教や宗教に無関係に生きている母親や娘のことを心に掛けていたのかもしれないし、自分一人クリスチャンになることに戸惑いを感じ躊躇したのかもしれない。日本ではほとんど家庭が仏教のひとつの派に属していて、自分一人がクリスチャンになることは、家族の絆を切るような気持ちにさせるようだ。一方で、日本人の中には表面上、形式上は仏教徒のままでいながら、心の中で別の信仰をもつことに違和感をもたない人もいる。

患者をクリスチャンに導いて患者の宗教的確信を強めて、残された生や死を有意義なものにすることも一つの方法である。しかし、家族が宗教に全く無関心であったり、懐疑的であったり、反対する場合に、患者が一人だけ入信することは、患者と家族に一時的にせよ宗教的混乱を起こすことになるかもしれない。患者が希望するなら入信を促すことはよいが、形式主義にならない方がよい。患者が最も受け入れやすい方法で、宗教が与えてくれる慰めや希望を得られるならばそれが望ましい。

Qさんがキリスト教を心のうちに信じていたかどうか、私には判断できない。ただ、Qさんがケアチームの暖かい心づかいの中で、それまで経験しなかった「愛の大きさ」や「永遠の中での私」を経験して慰められていたように私には見えたのである。

（患者のプライバシー保護のために、内容は多少変更してあります）

おわりに

本書は、数年前に関西学院大学キリスト教教育研究室の紀要に発表した原稿をもとにして書き加えたものです（『スピリチュアルケアの手引き書（試案）』関西学院大学のキリスト教主義教育第二五号、一九九七年）。それ以前に、「ターミナルケア」誌に『スピリチュアルペインを見分ける法』（第六巻第三号、一九九六年　三輪書店）を発表しました。この二つの論文がきっかけで、スピリチュアルケアに関心をもつ方々が各地からお便りをくださいました。特に、医療の現場にいてスピリチュアルケアの必要を感じている方々、看護学校で教鞭をとっている先生方などから、どうしたらいいのかとのお尋ねをたくさんいただきました。また、スピリチュアルケアに関心をもつ方々が、スピリチュアルケアについて話をせよと招いてくださったときに、その質疑応答の中から多くのヒントを得ることができました。これらの機会がスピリチュアルケアの問題を考える萌芽と刺激となり、この本を形成してくれたのです。

特にここに記しておきたいのは、大阪の淀川キリスト教病院でチャプレンとして働いたときのことです。ホスピスの中心に、現在、大阪大学人間科学部教授の柏木哲夫先生がおられました。

私は多くの刺激と示唆を先生から受け、それ以来、今日までご指導をいただいています。ここに記して、感謝の気持ちを表したいと思います。原稿ができ上がった段階で、長い間親しくご指導をいただいています日本ホスピス・ホームケア協会の黒田輝政先生、淀川キリスト教病院ホスピス婦長の田村恵子先生には、ご多忙の中で時間を割き読んでいただき、それぞれ貴重なご意見とアドバイスをいただきました。ここにありがたく感謝したいと存じます。

本書は小さな書物ですが、実際に看護にある方々の参考になればと願っています。また今後、スピリチュアルケアについての学際的研究が盛んになることを願っています。

このような書物の出版を引き受けてくださった三輪書店社長の三輪敏氏と、いろいろ手を煩わせた編集室の方に心からの感謝を申したいと存じます。これらの方々の暖かいご指導とご配慮があって、この書物は世に出ることができたのです。

最後に、僭越ですが私の個人的経験と思いを述べることをお許しください。私自身、小学校四年生と中学校一年生の時に、死ぬほどの病をして暗い青春を過ごしました。そのため、一学年を落第するという惨めな経験をしました。わが家の畳四畳半の部屋が病室になっていて、近所の医者が訪問して注射をうち、医療を施してくれました。また母親が自分の身をけずって看病してくれました。母親の献身的な看病がなかったら、私は死んでいたに違いありません。

毎日、身体を床に横たえ、見るものといえば窓越しに見る空の雲の流れと枯れ葉の落ちる姿でした。小鳥のピイピイとさえずる声と近所の友達の騒ぐ声を聞きながら、いつ死ぬかもしれない不安と恐れに襲われながら、自分の運命を呪いました。自分だけがなぜこんな病気で苦しまなくてはならないのかと悩みもがきながら、何度も「なぜ、なぜ」と繰り返し自問しました。

人は自分の人生を引き受けてしか生きる道がありません。しかし、もし、できるものなら悩み苦しんでいる人の苦しみを少しでも軽くするお手伝いをしたいと願うのも自然な人間の情のようです。この「入門書」もそんな願いから生まれたものです。悩み苦しんでいる人を見ながら、それは自分で解決するしか仕方がないと突き放したり、あるいは、自分の感情や考え方を押しつける傲慢さに陥らず、患者の人権や尊厳を尊重しながら、苦しみや悲しみを少しでも軽くする方法はないかと考えました。

末期医療が国民全体の関心事になってきた昨今です。患者のスピリチュアルペインの緩和について考える時期が来ているような気がしています。より良いケアが実現することを願っています。

参考文献

窪寺俊之・福島千恵子訳『看護のなかの宗教的ケア』すぐ書房、一九九四年
大西和子・窪寺俊之訳『愛するものが死にゆくとき』相川書房、一九九二年
窪寺俊之『スピリチュアルペインを見分ける法』ターミナルケア六：一九九六年
世界保健機関編『がんの痛みからの解放とパリアティブ・ケア』武田文和訳、金原出版、一九九三年
北米看護診断協会『NANDA看護診断―定義と分類一九九七‐一九九八』医学書院、一九九八年
柏木哲夫・石谷邦彦編『緩和医療学』三輪書店、一九九七年
恒藤　暁『最新緩和医療学』最新医学社、一九九九年

窪寺俊之（くぼてら　としゆき）
1939年、東京で生まれる
埼玉大学、東京都立大学大学院に学び、その後、米国ジョージア州エモリー大学神学部、コロンビア神学校大学院に学ぶ。
現在、関西学院大学神学部教授（牧会カウンセリング、死生学担当）
日本パストラルケア・カウンセリング協会会長
元、淀川キリスト教病院伝道部長、チャプレン
元、米国、ヴァージニア州リッチモンド記念病院チャプレン
著書、訳書：『魂への配慮』（D．ウイリアムズ、日本キリスト教団出版局）、『看護の中の宗教的ケア』（S．フィッシュ、すぐ書房）、『愛する人が死にゆくとき』（R．コップ、相川書房）、『スピリチュアルケアとQOL』（『緩和医療学』三輪書店）、『いつまでも残るもの』（いのちのことば社）、『人を輝かせるもの』（いのちのことば社）、『カウンセリングの新しいアプローチ』（K．デール、いのちのことば社）、「スピリチュアルケアの手引書（試案）」（キリスト教主義教育第25号、関西学院大学宗教教育センター、1997）、『スピリチュアルケアの黎明』（神学研究、関西学院大学神学研究会、1997）など
E-mail address：kubotera@kwansei.ac.jp

スピリチュアルケア入門

発行日――――2000年5月20日　第1版第1刷
　　　　　　　2002年7月10日　第1版第3刷
著　者――――窪寺　俊之
発行者――――三輪　　敏
発行所――――株式会社　三輪書店
〒113-0033　東京都文京区本郷6-17-9
☎03-3816-7796
郵便振替00180-0-255208
印刷所――――三報社印刷株式会社

ISBN4-89590-122-X　C3047

Printed in Japan